The Art of Sensual Massage

感官按摩的藝術

高登·殷克勒斯 著
Gordon Inkeles

劉又菘 譯

40週年紀念版

U0004194

晨星出版

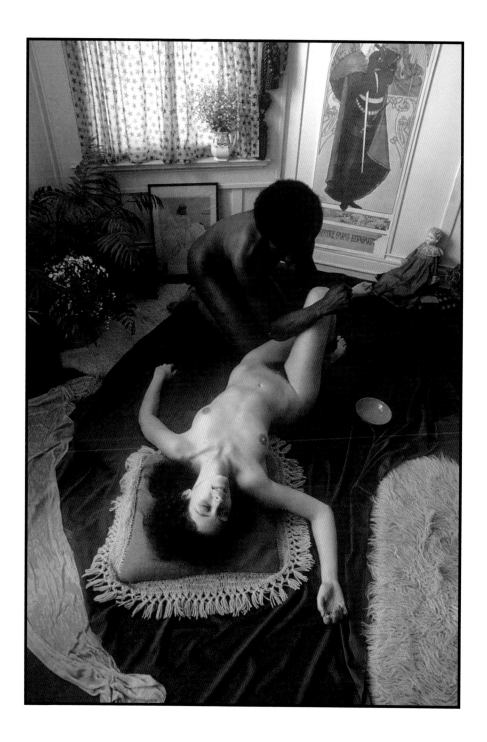

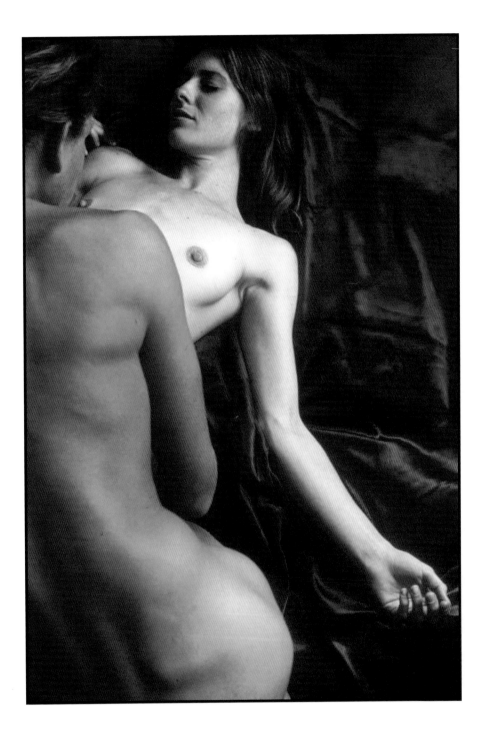

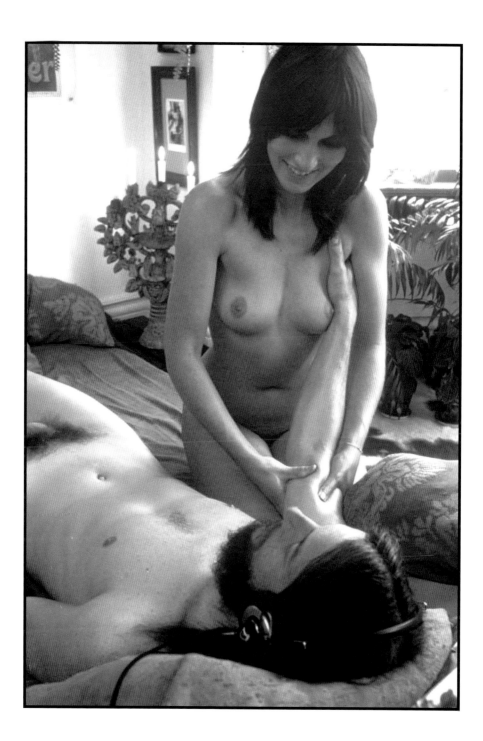

感官按摩的藝術

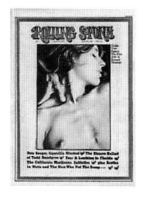

時間回到1972年3月，那時的我壓根想不到將會為《感官按摩的藝術》40週年紀念版寫序。我知道感官按摩會一直存在著，但當我的書寫好時，卻只有舊金山的滾石出版社（Rolling Stone）注意到了，而紐約的出版社拒絕出版，倫敦的出版社亦然（「這真的可以被視為一本著作嗎？」）而南非則以「跨種族接觸」（interracial touching）為由封殺了這本書。

然而我們在舊金山卻深深地有種「舉世皆濁我獨清」的預感。我們不只是反對戰爭，舊金山還與越南人民單獨簽訂了和平條約。我們過著想要的生活，即便這可能包含異族婚姻或同性戀伴侶，都不用擔心有人會有意見。正如勞倫斯·費林蓋蒂（Lawrence Ferlinghetti）*所說：「你目前只是一位藍領推銷員。」下班後，你可能是燈光秀的製作人、懸掛式滑翔翼飛行者或肚皮舞者。這座城市是一個美麗而文明的地方，充滿了各種可能性。

我們年輕，崇尚性愉悅，這似乎是這座城市給我們的另一個革命性的真理。今年還沒過完我就70歲了。您當然無法重獲青春，但我確信的是：按摩會帶來快樂。見證羅伯·福

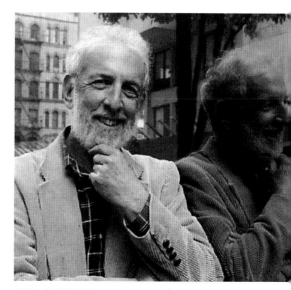

高登·殷克勒斯（Gordon Inkeles）
2011年6月，加州阿克塔（Arcata, CA）

*譯註：勞倫斯·弗林蓋蒂美國詩人、畫家、社會活動家、舊金山城市之光書店建立者，作品涉及詩歌、譯作、小說、戲劇、藝術評論和影視台詞。

索拉普（Robert Foothorap）的彩色照片，這些照片是從初版中被刪減掉的，當初只是為了要「降低印刷成本」，終在現在這個版本裡首次亮相。

到了1974年，人們會問我：「你的書還有再版嗎？」在過去的40年裡，我經常收到這個問題。然而，最近關於這個著作存活的爭論已經擴大到所有紙本書。令人高興的是，本書非常適合在電子閱讀器和智慧手機上閱讀，它們可以方便地被置於任何按摩器上。手動模式的電子書將照片和相關文字放在一起，並放大重要的圖片以填滿整個螢幕。就像紙本書一樣，每一頁都能感受到愉悅。

今天，每間健身房、spa或遊輪都會提供顧客按摩服務。然而本書不需要您破費或與素未謀面的店員預約就能讓您獲得優質的按摩享受，您只需要動手翻頁即可。

這是一本愉悅之書

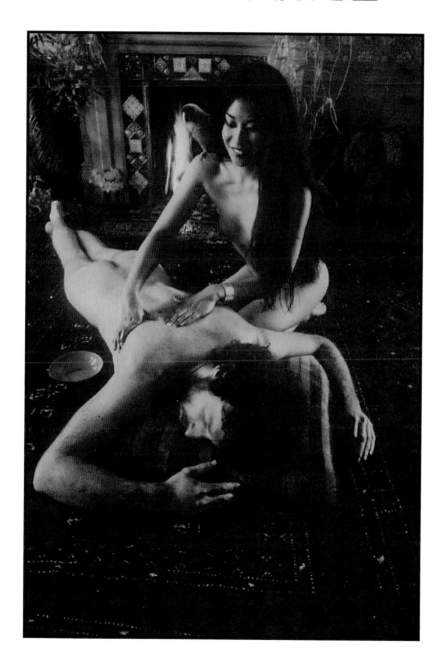

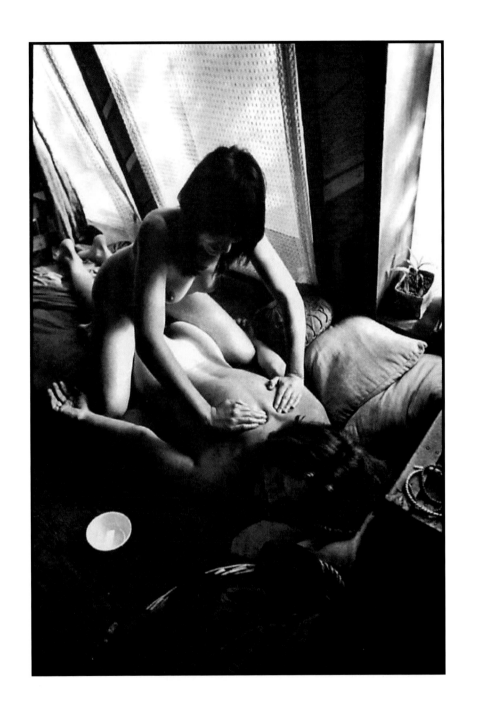

致馬修・殷克勒斯（Matthew Inkeles），1900-1961

虔誠的諾瓦利斯[*]說：

「宇宙中只有一座神殿，那就是人體。

沒有什麼比那高尚的形式更聖潔了。

當我們將手放在人體上時，

便觸摸到了天堂。」

——湯瑪斯・卡萊爾^{**}

《作為神的英雄》（"The Hero As Divinity"）

*譯註：諾瓦利斯（Novalis）德國浪漫主義詩人、作家、哲學家。著有詩歌《夜之讚歌》（1800）、《聖歌》（1799）、小說《海因里希・馮・奧弗特丁根》等。

**譯註：湯瑪斯・卡萊爾（Thomas Carlyle）是蘇格蘭評論、諷刺作家、歷史學家。他的作品在維多利亞時代甚具影響力。在《英雄與英雄崇拜》中提出「歷史除了為偉人寫傳，什麼都不是」的英雄史觀。

感官按摩的
藝術

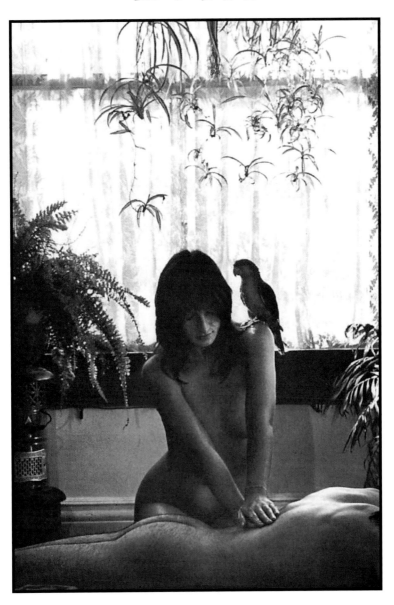

一年多以前我萌生出一個想法：我想寫一本關於感官按摩的書。我住在伯克利（Berkeley），並在東灣（East Bay）進行一些寫作和按摩練習。我的同事們都想學習按摩，因此，我依照自己的想法舉辦了一系列小型私密工作坊。當超過200人響應了幾個宣傳廣告後，我便決定要編撰出一本按摩書——好讓每個人都可以在家進行。

在這艱難的一年中也經歷了一些正面的轉折，好讓這本書得以被完成，並在今天把它交到了您的手上。

我希望這本書成為一個技巧的指引、一種工具，展現如按摩一般的美好。四位攝影師相繼捕捉每一次按摩所帶來的感官享受。但最終，證明我這本書不是夢一場的是羅伯‧福索拉普（Robert Foothorap）。如果天才是一種成就，那麼您必須細瞧福索拉普的作品。首先，他是一個完美主義者。那些配合內文的照片是從3000多張照片中挑選出來的，他親自洗印了每一張照片。在一連串迫在眉睫的截止日前，福索拉普在不到三個月的時間裡完成了所有的工作，包括3000張照片的拍攝和數百張照片的洗印！

我很感謝我的鄰居珍‧溫納（Jane Wenner），她為感官按摩藝術找到了歸宿。讀完手稿後——當時只是一堆文字和照片——她說：「不要把這本書帶到紐約去出版。我們會在舊金山出版，這裡才是它的家。」

不管是上帝還是誰，請保佑 Straight Arrow 出版社的編輯芭芭拉‧凱爾曼（Barbara Kelman）吧。她把這本書帶回家並為她的未婚妻按摩——這是我最想看到的結果。我也要感謝喬恩‧古德柴爾德（Jon Goodchild），他清醒的頭腦和溫柔的心造就了這精美的書皮和書籍設計。

最後，我要特別感想所有讓我們借用場所拍攝的人們；感謝一開始就支持這個出書計畫的默里‧托德里斯（Murray Todris）和加州公路巡邏隊的 R. 警官，他說：「我個人沒有意見，只是不要在橋上抽那些東西就好。」

高登‧殷克勒斯 Gordon Inkeles
加州‧半月彎（Half Moon Bay）
1972年1月

13

3 延伸性按摩

4 附錄

為此我提醒您，使你將神藉我按手所給你的恩賜再如火挑旺起來。

—《提摩太後書（Timothy II）》，第 1 章第 6 節

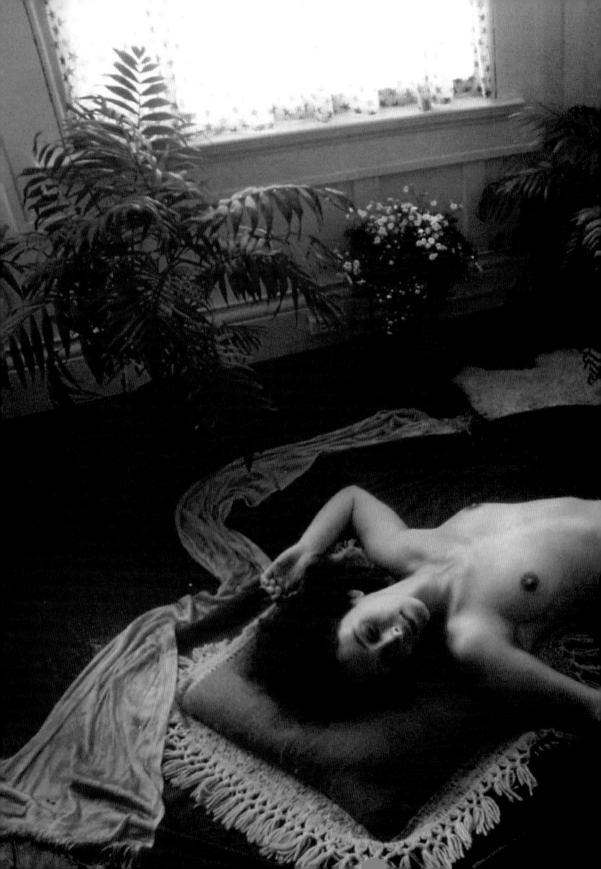

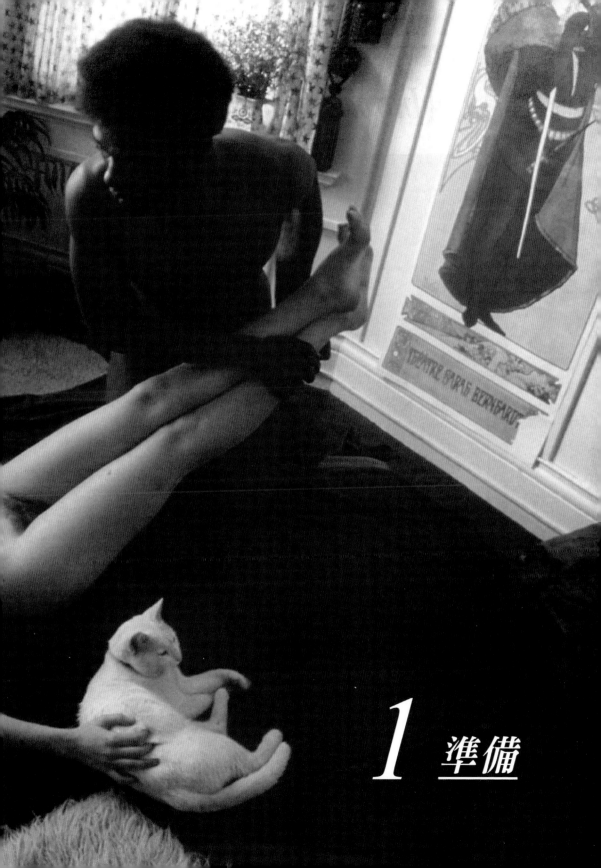

1 準備

【第一章：引言】

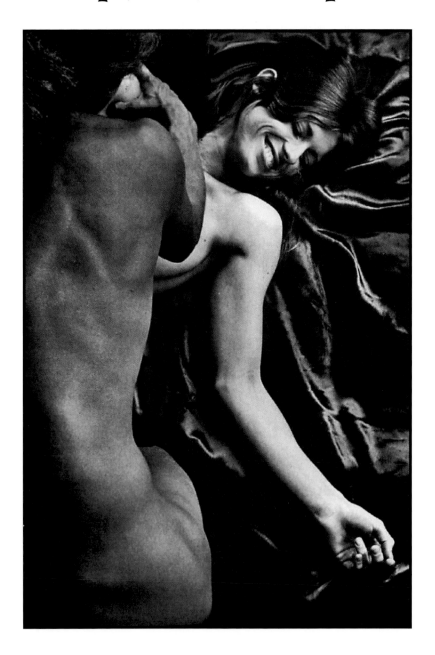

按摩沒有什麼特殊的技巧——您不必花幾個小時練習某種奇技淫巧——不需要學習枯燥的新詞彙。只要一個溫暖安靜的地方和一瓶香氛精油,便足以將愉悅傳遞到夥伴身上的每一吋肌膚。您不需要花大把銀子或一間塞滿特殊設備的房間來達到這個效果。在金錢或那些特殊設備被發明之前,人們就已經在互相按摩。而且您不需要上一套密集的解剖學教學之後才能來把您的手放在另一個人身上,感官按摩的藝術比現代人為人體發明的任何技巧還要古老得多。

按摩和音樂都是阿道司‧赫胥黎（Aldous Huxley）*口中所說的「心理－生理技能（psycho-physical skill）」。「……著名音樂家巴哈（Bach）會知道他的肌肉是如何工作的嗎?不知道。但他的管風琴演奏非常好,而且是一位了不起的大師,如果精通任何心理－生理技能得先具備正確的生理學知識,那可能得等到1950年代才會有優秀的歌手、舞蹈家、鋼琴家、跑者等人才了。」(註1)

*譯註:阿道司‧赫胥黎（Aldous Huxley）,英國作家,屬於著名的赫胥黎家族。祖父是著名生物學家、演化論支持者湯瑪斯‧亨利‧赫胥黎。他以小說和大量散文作品聞名於世,也出版短篇小說、遊記、電影故事和劇本。

經過400年壓迫的清教徒讓美國人的性格顯現出十足的冷漠。幾乎所有的身體接觸都被視為是潛在的性接觸,人們經常避免互相接觸。那些「被認證」可以進行接觸的人,例如醫生、剃頭師傅、美髮師和裁縫師,都小心翼翼地保持盡可能客觀,以免被指責為有踰矩之想。然而,事實上您本來就得以用雙手為另一個人帶來巨大的歡愉,而無需倚賴傳統療法的固定套路和性關係的親密來獲得。在治療和性的兩個極端之間存在著廣泛的人類感覺——我稱之為感官感受。一旦您克服了我們社會中壓抑表達感官感受的荒謬禁忌,您就可以藉由按摩為很多人帶來歡愉。

您不需要與您接觸的每個人發生性關係。您可以按摩您的朋友、父母和剛認識的人。此時那些清教徒可能會很有意見「但是,如果您在按揉某人的腿,您肯定就是在性挑逗對方。」或許我還應該指出,依照某些頑固的規定,一個不戴面紗的女人是極度厚顏無恥且不道德的。

註1:赫胥黎之妻勞拉‧阿切拉‧赫胥黎（Laura Archera Huxley）,《永恆的時刻》,百齡壇圖書出版（Ballantine Books）,紐約:1968年,第53頁。

這些傳播滿足感和愉悅感的按摩療程可以帶來驚人的治療效果。縱觀歷史，按摩便一直被用以舒緩疼痛的手段。最古老的醫療記錄也經常提到按摩，彷彿按摩是醫生們最有效果的醫術之一。早在現代藥物氾濫（這些藥物彷彿能讓醫生不必對病人做任何事就能達到效果）之前，按摩就被用來促進癒合，我們會稍稍觸及各種運動的治療效果。但是，當您自己使用這些按摩療程時，您才真正會發現其治癒的力量。

　　究竟是歡愉還是治療？這全看您想要怎麼做。

　　在這個充滿昂貴按摩用品的世界裡，這些用品的出現自認可以增加人們生活的樂趣，但當您意識到只要一雙手就足以帶來如此多的歡愉，這會令人感到心滿意足。按摩可以是一種精緻的感官體驗，超乎言語或想像可及。

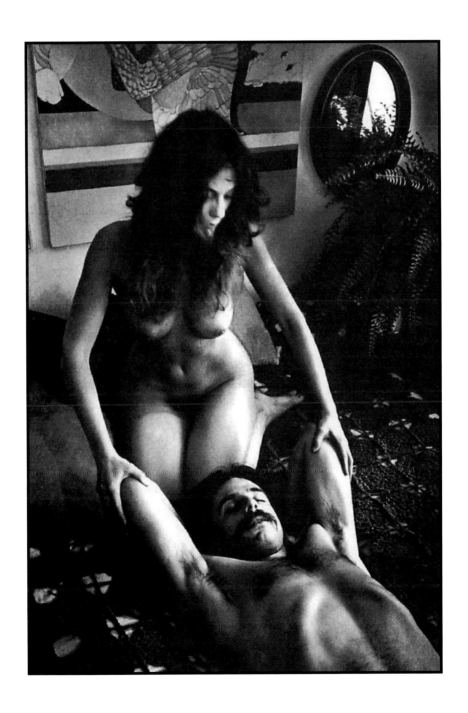

【第二章：精油與香精】

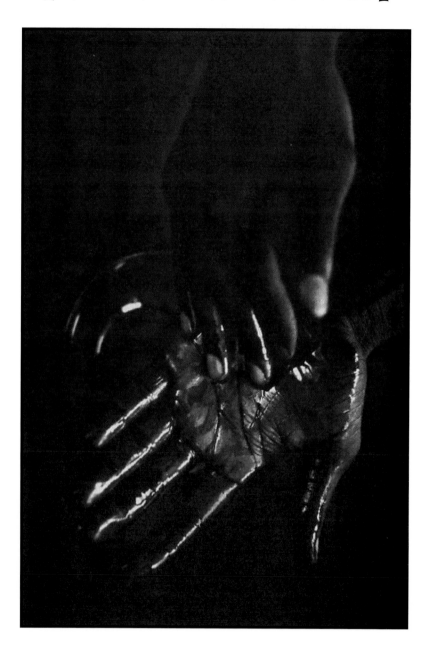

聖 經中的「膏抹（anoint）」一詞通常有抹油按摩之意，古代猶太人使用橄欖油和植物油來溫熱他們希望獲得保佑的人的皮膚。在過去的5000年裡，沒有發現更好的按摩油。

除了花生油或玉米油的任何植物油都可以作為很好的基底以外。椰子油非常乾淨無色，當它被加熱時，會液化成光滑且幾乎無味的介質。而紅花油價廉實惠且更容易使用，因為它不會因溫度不夠高而凝固。將油放在一個瓶子或金屬碗中，這樣您在進行時就不會傾倒。此外，使用咖啡加熱墊或用蠟燭加熱金屬碗，便能在整個按摩過程中獲得溫暖的油。如果您有一個隨手可得的塑膠擠壓罐更能使您完全不用擔心會有漏油的狀況，即使是最有經驗的按摩師也會偶爾被漏油給惹惱了。當然，如果要用塑膠擠壓罐的話，您就得先在另一個的容器中把油加熱。冷卻的油抹到溫暖的肌膚上可會嚇到您的夥伴而破壞氣氛的。

等到您的按摩油熱好之後，再用一些精油、香水或幾滴新鮮的檸檬汁來使油散發香氣。氣味決定氣氛，就像燈光、音樂和撫摸一樣。所以請您仔細挑選適合的氣味，手邊準備幾種不同香氣的精油供您的夥伴選擇會是個明智之舉。

在您開始進行按摩前，請先將對方身體的每一吋肌膚抹上油，抹油是一種美妙的感覺──可以讓您的夥伴抱以期待。將油倒在手上，然後均勻地畫圈慢慢塗抹，您需要抹上足夠的油，如此您的手才能順暢地游移。

請用柔順的毛巾擦掉按摩油，在您的夥伴翻身前、完成足部按摩後，以及整個按摩結束後都需要輕輕地把油拭去。用酒精擦拭肌膚可以更有效地去除油脂。不過，酒精再次使用時肯定是冷卻的狀態，而這會嚇到您的夥伴。也許有些人喜歡這種感覺，並且在按摩時一定得用酒精擦拭按摩。但更常見的是，這樣突如其來的驚嚇會破壞您努力維持的輕柔觸動。🌺

【第三章：按摩前的準備】

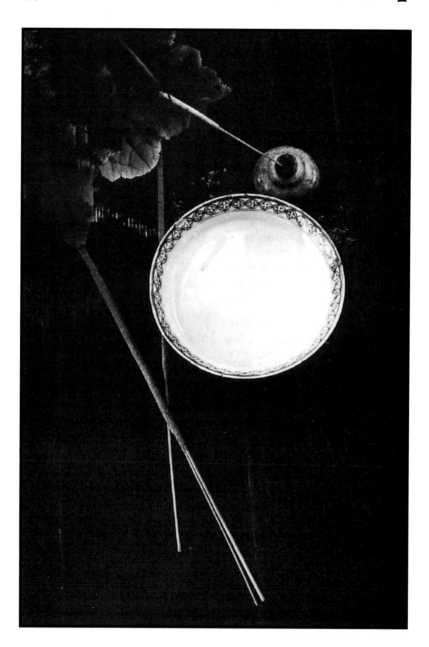

鎖上房門，然後手機關機。當您讀到這裡時，不論您人在哪裡都請撫摸著您的夥伴。

按摩的目的在於放鬆所有的感官。因此，您在按摩前的準備也應該以此為基礎。

柔和的燈光

沒有人會在按摩的時候老睜著雙眼，讓您的夥伴輕鬆擺脫視覺的干擾，按摩時的燈光照明應該是柔和且間接。一個包覆性良好的燈罩就能達到上述的效果，使用燭光或油燈則更佳；或者在月光皎潔的某個夜晚關著燈進行。

保持安靜

如果您是在室內，請仔細聆聽您身處的空間。每一個空間都有其獨特的聲響，而這些聲響會在您按撫時顯得特別明顯。如果您們都喜歡按摩，那您也許想持續進行下去。否則，讓音樂縈繞整個按摩室會是一個美妙的作法。只要一些簡單而流暢的旋律，如長笛、古典吉他、緩慢的藍調樂、拉格（Raga）*或聖歌經文。當然，如果您身處在戶外，那麼您便擁有了一切。

*譯註：拉格（Raga）簡單來說是印度古典音樂旋律所用的調式。

溫暖

至少華氏75度（約攝氏24度）。當您在按撫時，您的夥伴幾乎不會有所移動，甚至在您按摩之前便早已感覺到房間裡最輕微的涼冷。在開始觸摸對方之前，請確保您的手是溫暖的。

對方的愛好

您應該會知道夥伴喜歡什麼。

身體

多數人喜歡在按摩前洗個熱水澡或淋浴，如果您有桑拿房的話也是蠻不錯的。若您洗完桑拿浴後，請在最後一次沐浴完至少等待20分鐘，讓身體澈底冷卻，然後再開始按摩。無論您決定用什麼方式，都要確保您們的身體是乾淨的。如果您很認真在進行按摩的話修剪您的指甲，並且請避免使用水床和過軟的床墊。您的夥伴需要躺在一個比較水平的檯面上。在溫暖的海灘或草地上很容易就能有一個這樣的平台；也許在上面可以使用厚厚的毯子和床單來消除表面的凹凸、上面的沙礫和灰塵。若是在室內，則找一塊厚地毯或幾個大的抱枕，就像書中照片裡的那樣。您可以用床單蓋住枕頭，或者多花一些錢像我們一樣用天鵝絨、絲綢和緞面織物來蓋住枕頭。您也許需要在背部下方、腳踝下方和頸部後面使用墊子來提供額外的支撐。

燻香

當然是可以長時間燃燒的那種燻香。在開始之前請確保一切都準備就緒，以避免不流暢的動作和中斷。

重複動作三遍（除非另有說明）

當您的夥伴對您正在做的事情感到興奮時，請持續進行一段時間。

在開始按摩之前，請確保沒有嚴重的皮膚、關節或肌肉問題。在您開始按摩之前，夥伴應摘下隱形眼鏡。請避開瘀傷、割傷和擦傷的部位來按摩。無論如何，如果您做的任何動作會使夥伴感覺疼痛，請停止並持續按摩其他部位。永遠不要讓您的夥伴感覺疼痛，施壓的力道必須是能讓夥伴感到舒服的。

在整個按摩過程中盡可能多觸摸和輕撫。雙手的整個表面都要用到並保持手指併攏，所有移動都應該在一個單一且平順的動作中相互融合。當您從身體的一個部位移動到另一個部位時觸摸您的夥伴，使這些撫摸的動作盡可能連貫，融入在按摩之中。

過程請保持沉默。

接下來的動作能使您充分地進行完整的全身按摩。針對全身或任何部位來使用這些動作。當您學習這些動作時，您可能會想創造自己的按摩風格時而即興發揮——但請務必記得要維持撫摸的節奏、均勻度和對稱感。如果您第一次沒有做得很完美，也請別太擔心，因為所有的觸摸都會帶來美好的感覺。

按摩的其中一個好處便是可以讓人們忘記時間的流逝，身體會超脫時間之外地活躍著。✿

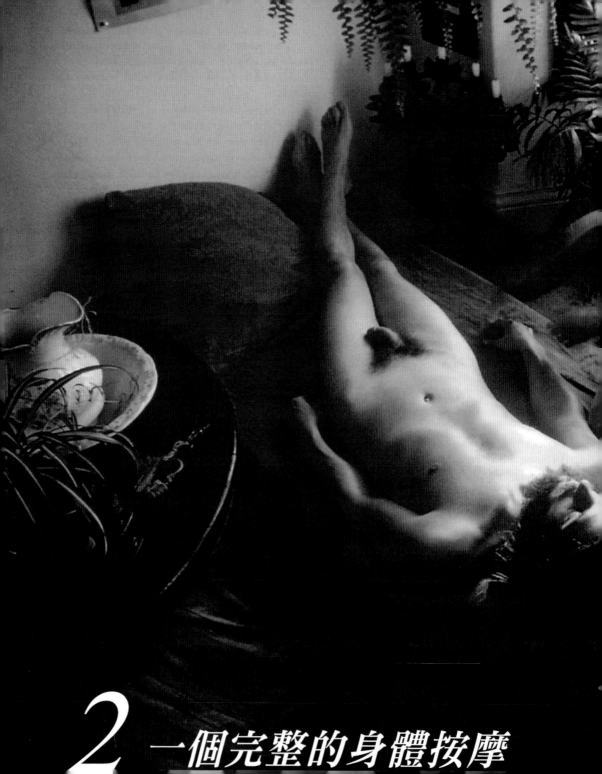

2 一個完整的身體按摩

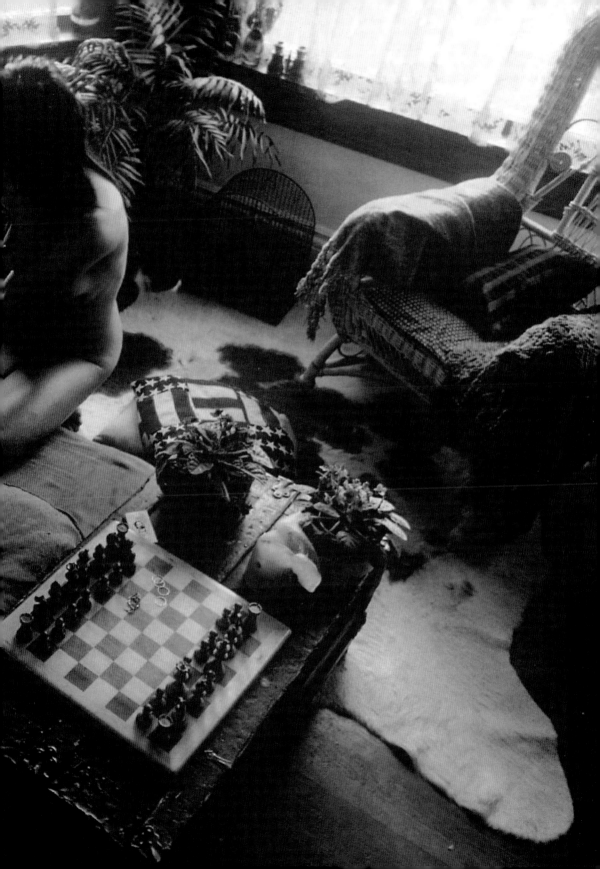

【第四章：腹部與胸部】

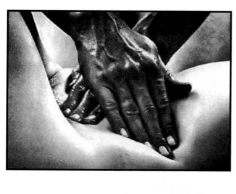
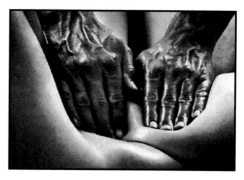
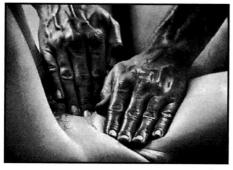
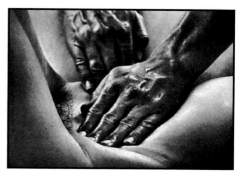

平靜

我從您的觸摸中
　感到溫暖：
　　花／眼睛
　　身體／身體
　　生物／神
　我們都很溫暖。
　　查爾斯‧佩斯利 (*Charles Paisley*)

腹部與胸部

　　雖然您可以針對任何部位進行按摩，但腹部的按摩會使其帶來良好的感覺，因為腹部位於整個身體的正中間。大多數的按摩動作都是對稱的，而從身體中間開始，您可以由此讓溫暖和放鬆的感覺往四面八方均勻地蔓延開來。

　　胃和大小腸的正常運作對於穩定全身肌肉和神經的狀態特別重要，剛開始時請在消化器官部位周圍按摩幾分鐘將提升整體按摩的效果。請記住，您在這個位置的第一次觸摸將左右接下來大約一個小時的按摩節奏。在按摩的一開始，最大的錯誤便是縮短撫摸的次數，並試圖在您認為更重要的身體部位上加快按摩速度。如果您消化器官的部位摸起來覺得緊繃，請緩慢且均勻地進行按摩。這可能會多花上幾分鐘的時間。在腹部，與其使用單一的按壓動作，不如藉由增加不同的按摩動作來獲得滿足感。請記住，在按摩的一開始使用一個固定且節奏簡單的按摩動作並持續地做。

游移式按摩

游移式按摩是最容易學習的按摩動作之一。它可用於身體的所有部位,尤其對腹部和胸部等大肌肉上感覺特別好。

首先將雙手平放在夥伴腹部的兩側,然後輕輕按壓,並將雙手各自游移到另一側。重複這個動作3次,接著當您做到第3次的最後一個動作時,將手向上移動大約8公分,然後重新開始。這樣游移的動作會逐漸在腹部和胸部上下流動,慢慢覆蓋整個部位。以此方式按到與肩膀同高的部位,但要小心並且遠離喉嚨的位置。當您到達肩膀的位置時,向下按到腹部,然後再回到肩膀。

如果您的按摩對象是為女性,請不要避開按摩胸部,持續按摩乳房的上方並止於乳房下方。否則以某種方式圍繞在乳房周圍去按摩只會破壞按摩的節奏,並使您們雙方都感到尷尬。

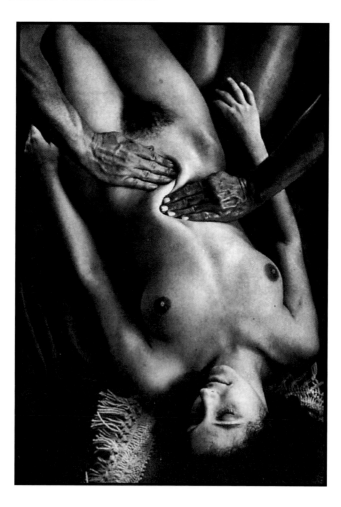

在下肋處按摩

　　從身體的中心開始，用三個中指沿著一條平行於下肋骨的線一直按摩到側面。向下按壓夥伴的下肋骨時，按壓的力道要適當。當您到達側面時，雙手離開部位並回到起始位置。由於您必須在按摩時讓按摩的手離開身體，所以您會感覺到有點違和。不過，這種按壓再分離的動作即便使用在不同身體部位也不需要打斷按摩的節奏，這就像音樂家使用無聲來增強作品的戲劇張力一樣。您可以透過制定一致的按壓節奏來獲得類似的效果；雙手離開身體的時間每一次都要一致。

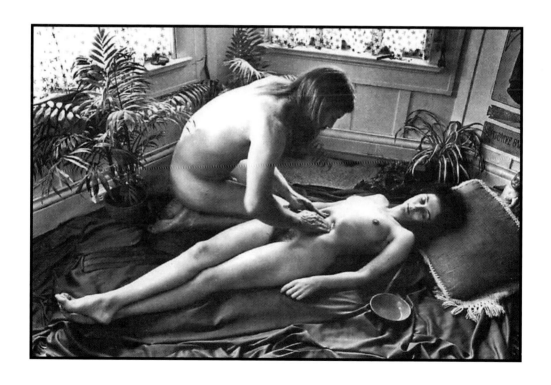

「許多人可能都聽說過這位病弱的女士患有便秘而消化不良。某天下午，她的朋友打來電話問：『您有沒有揉捏過腸子？』病弱的女士順著問題回答：『確實，女士，我不這麼做可不行的啊。』隨之而來的一陣笑聲把腹部的內臟震到連便秘都好了，消化不良也得到了治愈，病人也痊癒了。」註2

註2：道格拉斯・格雷厄姆博士（Douglas Graham, M.D.），《按摩：徒手治療；復健運動》（Massage: Manual Treatments; Remedial Movements），費城 J. B. 里賓科特出版社（J. B. Lippincott Company. Philadelphia），1913 年，85頁。

*譯註：「排空」意指排除體液的動作

排空*結腸

結腸或大腸的兩側經常會沾滿半消化的食物和老舊廢物。分解這些粗硬的沉積物能幫助消化，更重要的是，有助於放鬆整個腸道內平滑的不隨意肌（involuntary muscle）。請詳讀如下所示的順序，在此按摩期間抬起您夥伴的膝蓋。

您將透過按壓和撫摸來進行排空，雙手以畫圓的方式來進行。用左手的手掌撫摸，用右手的指尖按壓。

右手的動作需以「U」的形狀沿著您夥伴腹部的結腸上方來進行。左手做一個不間斷的圓圈，右手的重新定位可以很容易地透過左手保持平穩畫圓按摩來調整到位。整個過程應該幾乎是以一種一致且單一的動作來進行。

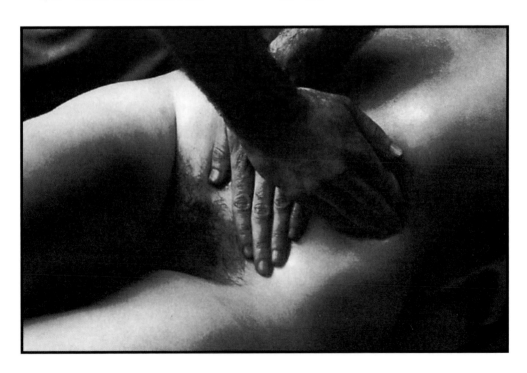

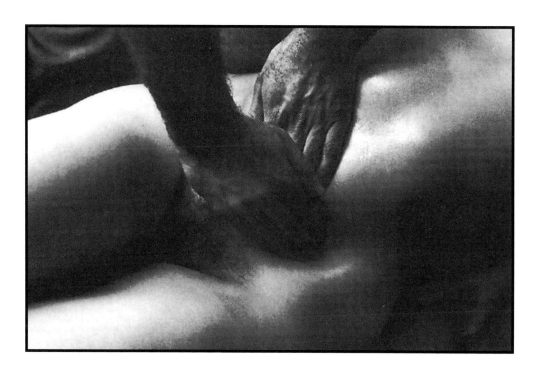

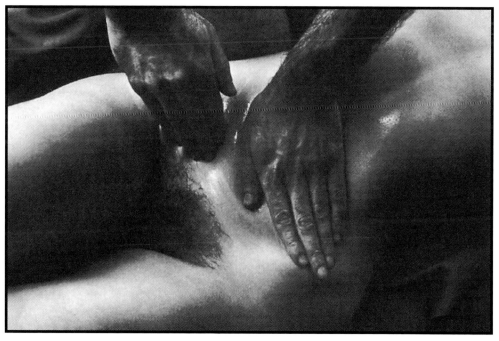

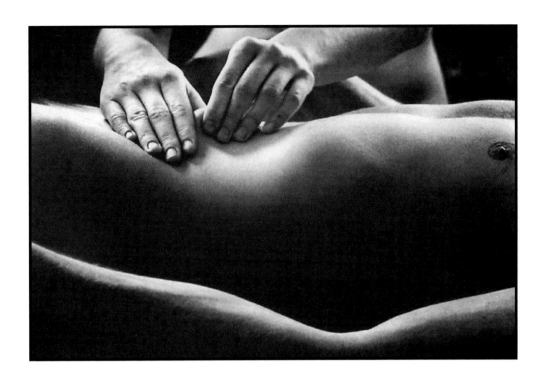

指尖揉腰

　　一直以來有很多想減重的人都會
使用這樣的按摩動作。但既然揉捏的
感覺很好並且能夠增強於腹部肌肉的
活動狀態，可見得不僅止於療效。

　　在整個腰部和腹部捏起指尖和拇
指之間的肉，像揉麵團一樣用指尖揉

捏。雙手畫小圓，緩慢地來回移動、
抬起和轉動，覆蓋腹部的每一吋區
域。如果您跳過一、兩英吋，您的夥
伴就會感覺到。在開始揉捏之前，您
可以藉由輕晃每一層肉來為這種按摩
動作增加變化。

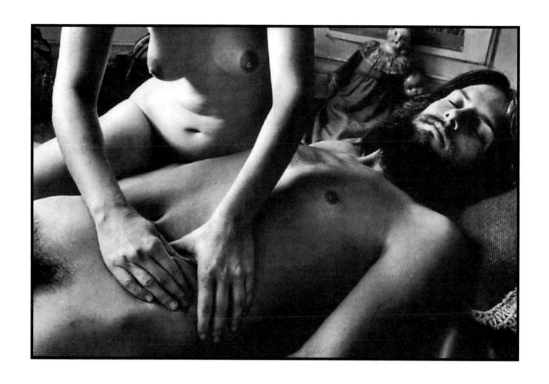

揉捏側邊

　　以雙手最平坦的區域揉捏胸部的兩側。移動時以小圓旋轉雙手，捏起雙手之間的肉，使其像在滾動的感覺。接著主要用手指觸摸，且所有觸摸都要令人感覺舒服，包括手掌的觸摸、手心滑過皮膚的感覺。

　　從腰部以上開始，從一側向上到腋窩。同樣的按摩動作再從腋下到腰部之間反覆進行6次。揉捏動作通常

需要抓住大塊的肉。然而，胸部沒有像大腿那樣多肉，當您為身形苗條的人按摩時，有時很難捏得起一塊肉來。若是如此，請忽略整個動作中的捏肉部分。不要硬抓住兩側的肉，試圖用您的手捏起一些肉，如果不容易做到的話，那就算了吧！雙手的扁平部分所進行的揉捏動作對於骨瘦的肋骨來說會是很不錯的按摩。

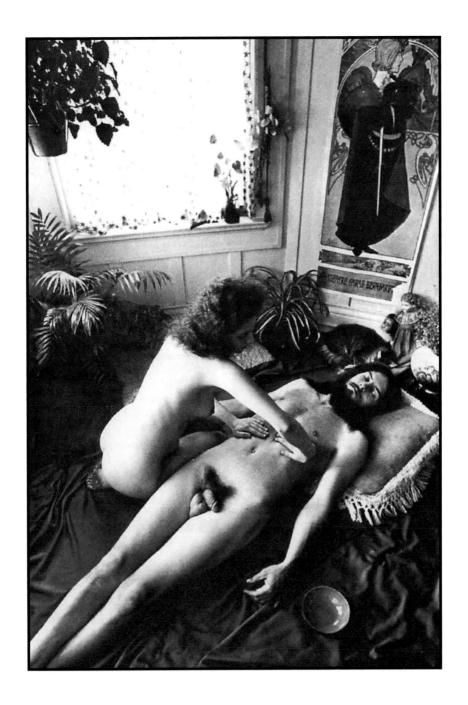

胸部循環按摩

　　循環按摩動作能使血液流動並溫暖整個身體。在您開始這個動作之前，請確認您已經為整個胸部和腹部抹好油了。這三張照片則是表現這種按摩動作的樣子。

　　一開始請將手指向內、手掌平放。您將以向上的方向按壓夥伴的腹部和胸部，當按到脖子下方時，則將手伸往兩側，回到原來的位置，並輕輕按壓兩側。循環按摩的施壓部位是往胸部上方的推力，而非兩側的返回。

　　如果您願意，您可以在沿著兩側返回之前以撫摸肩膀來改變循環按摩的流程。

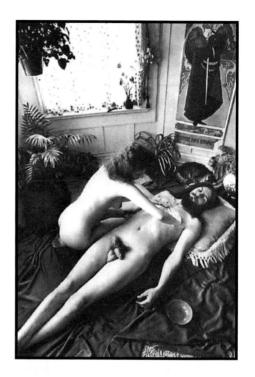

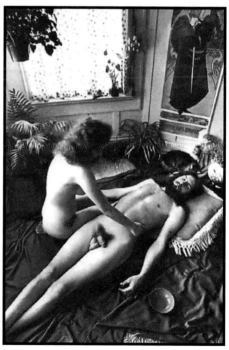

39

提胸按摩

如果您想讓一個女人享受按摩的樂趣，請特別注意這個按摩動作。慢慢地在夥伴的肩膀上旋轉您的杯形手，為提胸做準備。此時身體的正面應該已經抹好油了，不過通常比較好的是在每次按摩開始之前都能抹好油。接著請輕輕抬起右肩，然後是左肩，在肩胛骨周圍及下方處抹油。抹好油後再次回到簡單的肩胛骨旋轉按摩15秒左右，提胸按摩的順序則如照片所示。

首先以雙手的扁平面進行按摩，手指往下穿過肩膀並向越過胸部。當您到達乳房（或男人的胸部）時，轉動您的手指，以使它們彼此集中。

手指併攏，彼此相對，將雙手的

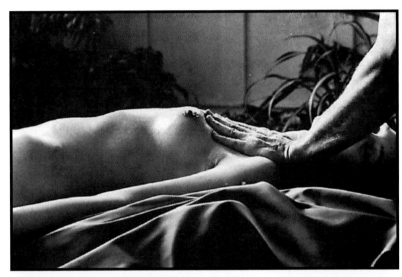

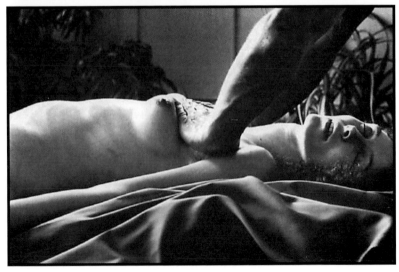

扁平面壓過乳房並向下壓至腰部。再次在腰部轉動雙手，使手指慢慢旋轉到背部，拇指向下。當您將手向後拉時，將身體抬起約8公分。您的夥伴的背部會像蛇一樣從腹部到胸部拱起。

將雙手再放回到肩膀上，返回到整個按摩動作的開始。只要多加練習，即使您必須轉動雙手幾次，整個動作也會是一氣呵成的，提胸的感覺就和看起來 一樣美好。如果是女性按摩男性，其按摩動作的進行方式也是相同的，除非您的背部非常強壯，那麼您就需要一個按摩台（請參見第165頁）才能順利完成。

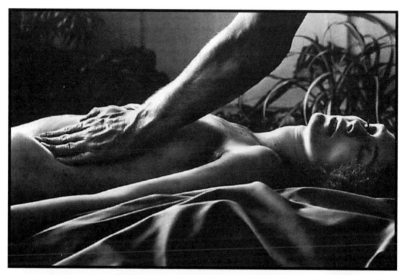

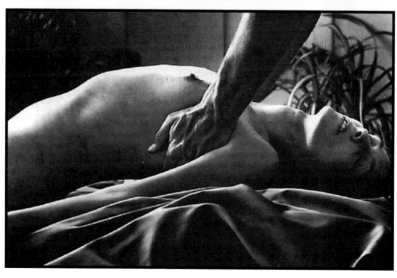

深度胸部按摩

　　胸部厚實的男性會喜歡接受一套技術熟練的深層胸部按摩。此按摩動作可以帶來極大的愉悅感，儘管整個按摩的動作相當地簡單上手。您只需要用手掌和指尖去按摩厚實、堅韌的胸部肌肉。一開始將雙手像螃蟹一樣放在胸部的兩側，將手掌向下按壓，用指尖畫出隆起的肌肉線條。當您離開胸腔時，向下移動到腹部中央，放鬆一些按壓的力道，返回時輕輕撫摸。這種按摩也適用於女性，且在乳房上的按摩會非常容易進行。✿

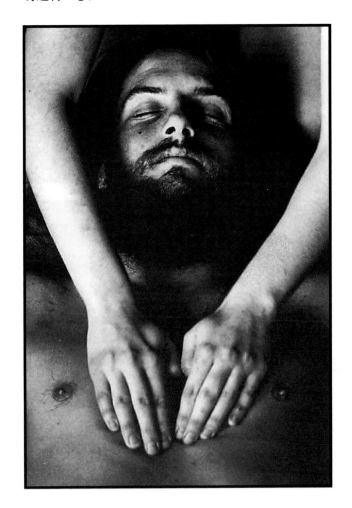

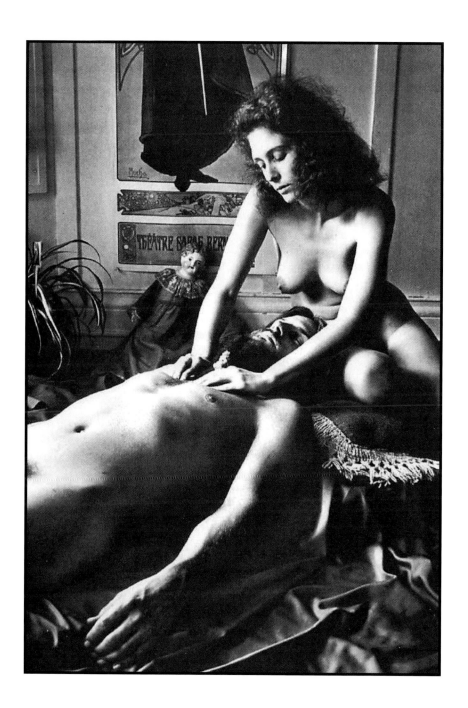

｛第五章：頭部與頸部｝

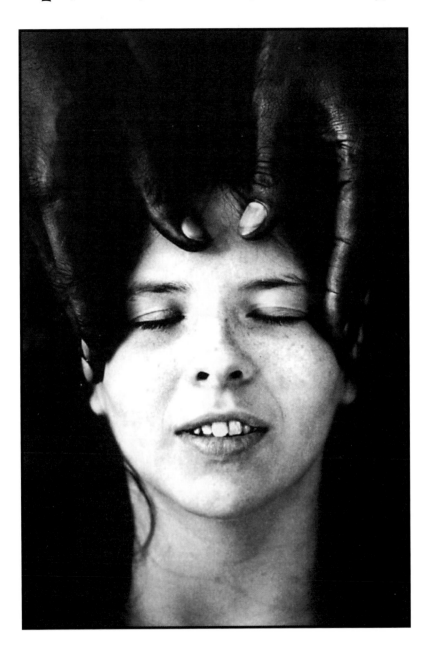

拋開你的思緒，
放鬆、接著順流而下，
　這不是死亡……
放下所有的想法，
向虛無投降，
　光正亮著，
那也許你會看見其中的含意，
這全憑感覺。

《西藏度亡經》
（*The Tibetan Book of the Dead*）

我們通常不會把頭部視為肉體快感的來源之一，「使用您的大腦」通常只會連結到「思考」、「擔心某事」和「做出決定」等意義。但是仍有另一種純粹感性的方式來使用您的頭腦。正是因為頭部是身體最敏感的部位之一，它也可以是最令人愉悅和感受純粹身體感覺的源頭。

頭部的按摩常常會被忽視，因為這個部位沒有大量的肌肉可供雙手進行按摩。然而，頸部和頭部的按摩不僅是可行的，甚至是最有價值的按摩形式之一。如果您知道如何善用雙手來按摩，劇烈的頭痛通常會在1分鐘內消失。在15分鐘的頸部和頭部按摩中，您可以舒緩最緊繃的神經。女性比男性更容易感受到頸部底部的緊繃，純粹只是因為頭部的重量很重，要帶著它到處走就是一件累人的事。

撫平那些頑固且緊繃的頸部肌肉，並在您按摩時觀察夥伴臉部表情的放鬆。這種按摩不但能放鬆和舒緩頭部，而且還能有效刺激心理活動（mental activity）。大腦就像一塊肌肉。當您暢通了鼻腔並刺激大腦底部時，輕盈和清晰感就會取代沉重和沉悶感，緩解頸部和脊椎與大腦連接處的緊張，大腦本身就會獲得放鬆。

頸部和背部的振動式按摩

　　對您的夥伴進行這個動作時，如果您們兩位都在地板上，您可能會發現您的背部很僵硬。姑且嘗試做看看，才能知道您的背部是否可以承受。滑動雙手，手掌向上，手指併攏，放在肩膀下方。往身體的下方推，邊推邊抹油，從頸部往下推約15公分。將手指放在脊椎的兩側，但不要碰到脊椎本體。接著指尖向上按壓，將背部抬高約5公分，然後沿脊椎兩側向上拉至頸部。重複這個動作6次，然後在拉起時上下晃動手指以產生振動效應。您將在身體的其他部位再次使用它，而這個方法可以減少一些工作量。現在加以熟練，之後的按摩就會更加順利。當您抬起夥伴的背部時，有些人會試著出點力讓您方便抬起。但請記住不要讓他們這麼做──只有您（按摩者）才需要出所有的力，您的夥伴應該被動地體驗按摩的感官效果。

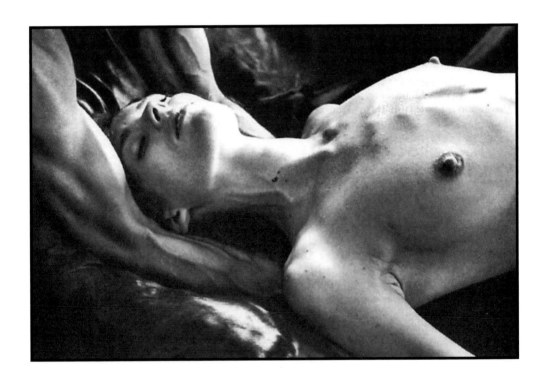

腦部旋轉按摩

　　在頸部中間的顱骨下方，連結脊髓與大腦的下層部位（延髓）。其中這31對驅動身體的神經，每一對都經過這個地方。當您按摩這個區域時，記住這是感覺變成思考的地方。如果您的夥伴是長髮，請輕輕抬起頭部（是您施力去抬起）並將頭髮從脖子上撥順，只要從頸部和頭骨往上撫摸多次即可做到。撫梳頭髮本身就是一項令人舒服的技巧。記得永遠不要把頭髮移到旁邊，彷彿頭髮只是的礙事之物。您可以經由撫梳和愛撫的動作輕鬆地將處理頭髮的動作與整個按摩結合起來。

　　以雙手的拇指和食指按入顱骨中心下方的凹陷處並緩慢旋轉，環繞頸部中心的頂部並在顱骨下方輕輕向上推。您的旋轉應該以類似頸部揉捏運動的方式來進行垂直到水平的移動。大多會在30或40秒內發現緊繃的感覺放鬆了，但要小心不要傷到大腦，以中等的力道進行1分鐘或1分半鐘就可以了。

按壓頸部

　　頸部後面的厚實肌肉經常會承受壓力，以致於許多人幾乎沒有注意到這個地方的緊繃感。然而，頸部緊繃常常是造成身心極度疲勞的原因。透過抬起和撫摸這個部位就能輕易舒緩這些肌肉。

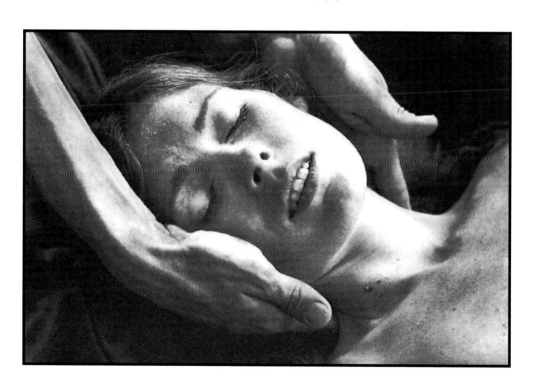

手指併攏，手的指尖貼在頸部比較有肉的地方，向上按壓頸部後部，直到您可以稍微抬起的程度。接著開始以微小的垂直畫圓，旋轉您的雙手，一隻手向上，另一隻手向下；像活塞運動一樣，只差在移動的方式是走圓形的路徑。頸部的肉會在您的手上起起落落，在這個過程中，其實不需要停下觸摸夥伴頸部的動作，而是在按摩頸部上方時就要往上按壓肌肉。

按摩耳朵下方

就在耳朵下方，您可以感覺到頭骨的下方邊緣與顎骨之間有一個內凹處。用雙手的四個手指按摩頸部大肌肉帶直至與頭骨連接的這個內凹處，過程以活塞運動來回沿著顎骨線條的下方來移動。

頸部和肩部的按摩

抬起頭部並慢慢轉動，使右臉頰靠在地面上。在頸部側面和肩部下方抹油；在肩膀下方抹上大量的油，因為接下來您得將手放在那裡，並且注意不要抬起胸部。如圖所示，將您的手放在頸部的頂部，然後將手從頸部的一側滑到肩膀上。許多大靜脈都會穿過頸部的側邊，所以您必須慢慢地做。這個按摩動作主要會把力道放在肩部，用您的整個手感受它。返回，再用您的四根手指向上按壓，拇指沿著頸部輕輕滑動。

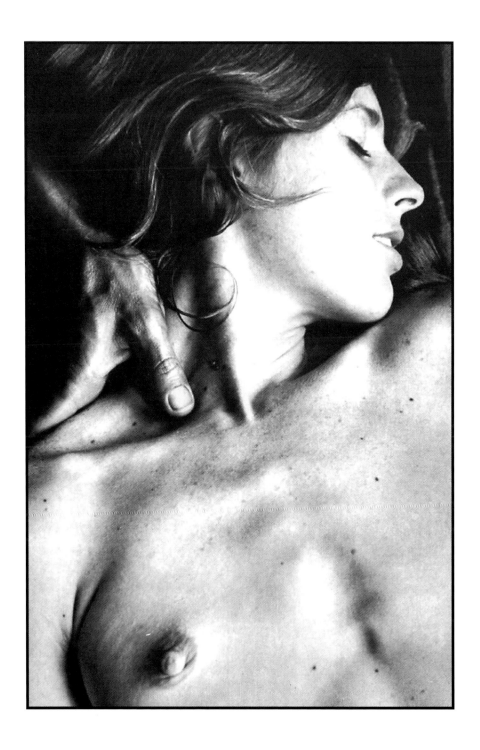

轉動頭部

我們總是能實際感受到頭部重量的存在。無論我們是走路、說話還是躺著，頭部都是我們必須持久肩負的重量。以下的按摩動作具有將頭部與其他身體部位「分離」的奇特效果，建議在雨天的下午或晚上花點時間將此按摩延長15或20分鐘。因為您會需要更多時間來舒緩頭部的僵硬感。

您可以使用兩種方式來轉動頭部：一個是用手掌托住頭骨（如圖所示），另一個是反轉雙手將指尖向下指向頸部。無論您選擇哪種方式，都要非常緩慢地抬起頭部，直到它幾乎直立的程度。當您感覺到頸部肌肉開始收緊時就可以開始旋轉頭部。非常緩慢而平均地轉動頭部，轉1次至少要有15秒。（如果是在雨天的下午，請試著每次轉動都要用上2分鐘。）向右轉動3次，暫停10秒，然後向左轉動3次。在頭部回到直立位置時再次暫停動作，將頭部輕輕地向前按壓3次以伸展頸部肌肉，非常非常緩慢地將頭部放回到地面上來完成動作。最後抓住頭骨下方和下巴下方，適度用力向後拉，拉的時候以上述的兩個方向各旋轉2次。🌿

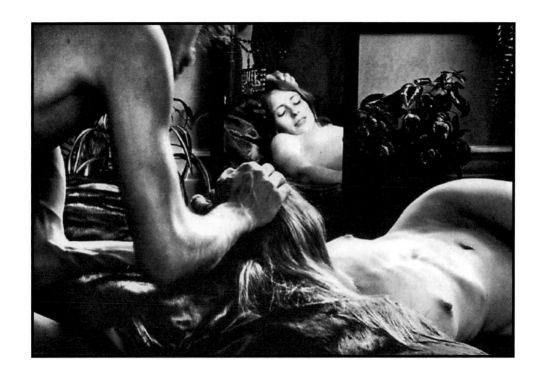

拉引頭部

　　托住夥伴的頭骨下方與下巴（如下圖所示），並
且緩慢地抬高幾公分。像這樣抬起，頭部會以平滑的
弧線從一邊的肩部旋轉到另一邊的肩部。當您轉動
時，您會在弧線的兩端感覺到緊繃——注意此時就應
該不要再轉了。將頭轉向一側，適度用力將下巴直接
向後拉。當您拉的時候，開始慢慢地把頭部轉到另一
個肩膀。緩慢而平均地來回轉動 5 次，轉動時需保持
均勻向後拉頭部的力道。

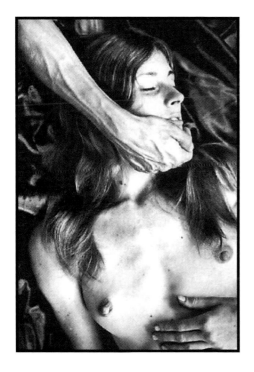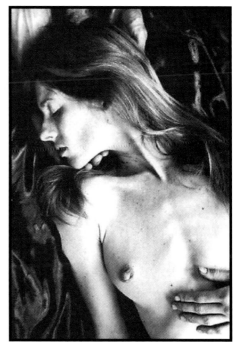

第三隻眼動力學

正如腦下部位是神經中樞一樣，第三隻眼*指的是一種頭部和面部能量的焦點。不管您是否相信在佛教教義中這個地方被稱為靈魂的所在地，您仍會發現它是一個極度敏感的能量匯集點。將右手的指尖（掌心向下）放在第三隻眼上方約0.5公分處。您甚至不用觸摸它，就會感覺到它的敏感。由於它的敏感性，第三隻眼就成了面部按摩的最根本的中心點。

*譯註：在印度教和佛教裡，第三隻眼象徵著開悟。在印度傳統裡，又被稱作「智慧之眼」（gyananakashu）。西方學說認為人體的腦部有個小器官，一個是腦下垂體，另一個是松果體。醫學上又稱「萎縮的第三隻眼」；當遠古的人們接觸了內在世界時，這兩個器官提供了途徑。它們連接著交感神經，並藉由連結中樞神經系統進入內在世界（喚醒腦下垂體與松果體）。當腦下垂體與松果體啟動之後，人就能感知到高層世界的存在（如透視）。

太陽穴按摩

伊阿古（Iago）：「咱們大帥發起癲癇來了。這是他第二次發作；昨天他也發過一次。」

凱西奧（Cassio）：「在他太陽穴上摩擦摩擦。」[註3]

將您的太陽穴往第三隻眼處集中按摩。當您以三隻手指在太陽穴的輕微凹陷處旋轉按摩時，請用雙手的拇指輕輕按壓第三隻眼。有些人喜歡在移動手指時有節奏地改變拇指上的力道，嘗試以從頂部開始到眼角為止的緩慢上下活塞運動來按摩太陽穴。每次當您按摩臉部時，不妨都加入這種令人療癒太陽穴按摩。

註3：威廉‧莎士比亞（William Shakespeare），《奧塞羅》（Othello）第四幕，第一場，第51-53行。

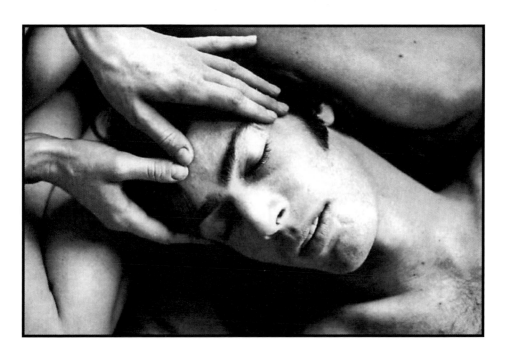

前額按壓

奧賽羅（Othello）：「我的額頭有點痛。」

苔絲狄蒙娜（Desdemona）：「不要緊的；讓我替您綁緊了，一小時內就會痊癒了。」註4

按壓前額是一種簡單且相當有效果的按摩法，因為這很常用來治療揮之不去的頭痛症狀，而且在短時間就能見效。

註4：莎士比亞，《奧塞羅》第三幕，第三場，第284-288行。

用整個左手、手掌、手指和拇指向下按壓，右手貼上左手以加強力道並保持均勻的力量。您可以施加相當大的力道（如果力道過大，您的夥伴會告訴您），但要非常緩慢地提高到最大的力道。然後按住不動默數十秒鐘後慢慢鬆開，直到手掌的中心剛好接觸到第三隻眼睛，然後慢慢鬆開這樣輕微的接觸。如果您想要治療持續性的偏頭痛，請將這個按摩動作與重複揉捏脖子、腦部旋轉按摩和太陽穴按摩結合使用。

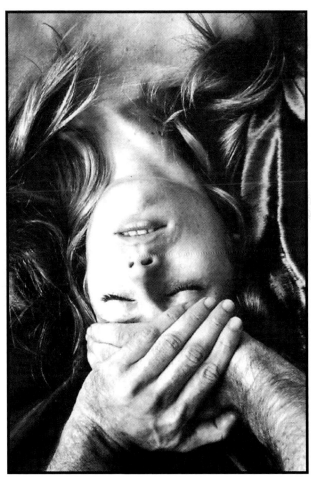

眼部按摩

阿蘭・博斯凱（Alain Bosquet）：
「如果您被判處永久監禁在一個完全
黑暗的牢房裡，您會怎麼做？」薩爾
瓦多・達利（Salvador Dali）：「我
會創造光幻視*。我會用手指在我的
眼睛上施加壓力，使圖像從我的視網
膜內出現。這是我目前的生活中還沒
有時間做的事情。」^{註5}

*譯註：光幻視（英語：phosphene）是在
沒有光實際上進入眼睛的情況下看到光的
現象。光幻視可透過電擊、聲音或透過直
接壓迫眼球使視網膜產生電子訊號，最後
在視覺中樞產生影像，另外冥想者或使用
迷幻藥的人也有光幻視的情況。

註5：阿蘭・博斯凱（Alain Bosquet），《達利
談話錄》（Conversations with Dali），E.P.達頓
出版社（E. P. Dutton and Company），紐約：
1969年，第62頁。

您不需要替眼睛抹油，只需要在
按摩過程中沾一點油在指尖上，從兩
邊的眼頭以小指指尖開始按摩。當小
指向外移動時，輕輕地按壓眼睛和眉
毛下方，接著依序將下一根手指從小
指開始按的位置接續按摩。手指之間
的互相跟隨會使按摩遍布整個眼部，
讓四根手指都能向下觸摸，並且保持
非常緩慢的移動速度。當食指到達外
眼角時，將兩個拇指輕輕按在第三隻
眼睛上。在眼睛下方的隆起部位重複
這精確的按摩過程，輕緩但有節奏地
按壓每個眼瞼的表面，以向您的夥伴
展示達利所說的樣貌。

最後以回到太陽穴按摩來結束您
的眼部按摩過程。

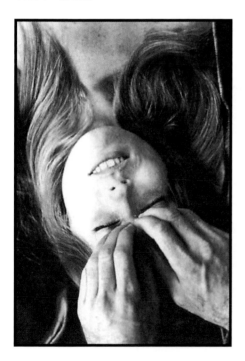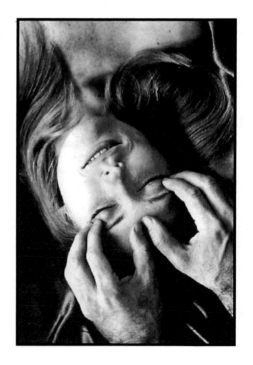

扭動臉頰—張開嘴巴

雙手平放，手指朝下貼著臉頰（如圖片所示），緩慢而有力地旋轉臉頰的肉。

當您扭動臉頰時，嘴唇會扭曲和晃動，接著按壓下巴以張開嘴巴。當頭部和頸部放鬆時，嘴巴就會很容易被張開。如果嘴巴看起來很緊繃，請在頸部上多按摩一點，然後再試一次。如果還是很緊繃就算了吧！當您在按到身體的任何部位有頑固不解的緊繃感時，盡力而為然後持續下一步。

請記住，一次的按摩並無法馬上完全抵消數週甚至數月以來累積的緊繃感。只要第一次按摩能消除一些緊繃感，這已經能為夥伴帶來極大的快感。永遠不要抱怨您的夥伴太緊繃或心情太緊張，這是他們最不需要聽到的回應，頑固的緊繃感是無法控制的。🦎

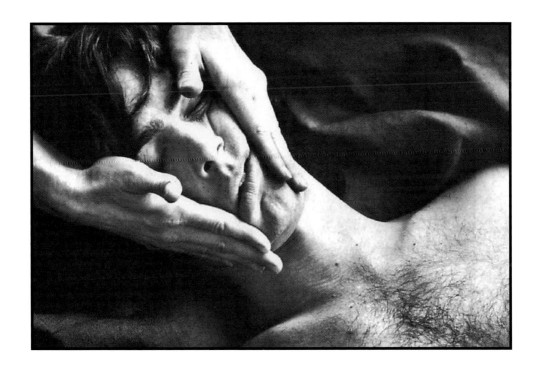

【第六章：手臂】

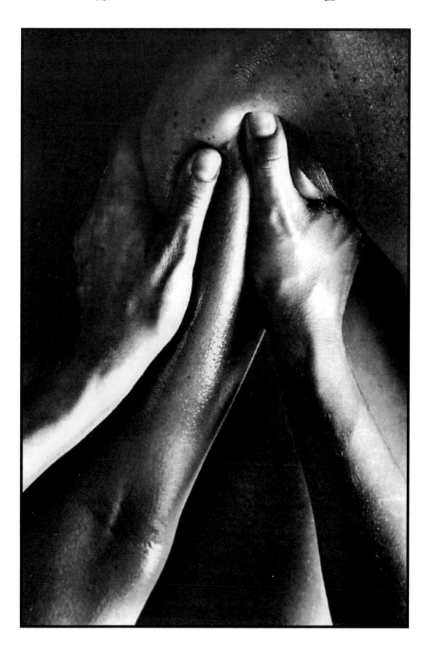

牽手是一種在世界上很常用來簡單表達溫暖的方式，但實際上在美國卻是個禁忌。您知道有多少人會與直系親屬以外的人牽手嗎？

　　握住夥伴的手，開始按摩手臂和手部。用另一隻手握住前臂，如果您正在按摩您的愛人，請將您的前額（第三隻眼）壓在貫穿與手肘內側表面的粗靜脈上，並同時仍握住手臂和手。這種細緻溫柔的敬拜行為，會讓您的夥伴感覺自己的身體就像一座神聖的寺廟。✿

循環按摩

　　由於手臂會將血液遠遠帶離心臟的位置，因此您首先要注意的是保持良好的血液循環。簡單的手臂循環按摩是基礎按摩動作之一，其變化稍後也將用於腿部和背部的兩側。由於大多數動脈在身體深處運行，因此循環按摩主要會影響到整個靜脈網分布（將血液送回心臟的系統），每次循環按摩的施力方向都會朝向心臟。這種運動不僅有助於血液的暢通，還能刺激淋巴的運作，並保持和恢復肌肉的張力。

　　將手臂抹上油——毛髮多的手臂會比光滑的手臂需要更多的按摩油，將您的手（左手放在右臂上方，換邊按摩時右手則放在左臂上方）置於手腕上。用均勻的力道撫摸手臂，邊摸邊抹油。當您到達肩膀時，平穩地轉動並返回，用手掌和手指輕輕按壓手臂兩側。在這個過程中保持身體前傾，以一種長時間、澈底地、不間斷的動作去按摩手臂。整個按摩過程會如圖依序說明之，請在兩隻手臂上重複10次這個按摩過程。

　　當您進行按摩時，便會感覺到手臂的長平滑肌會逐漸放鬆。🌿

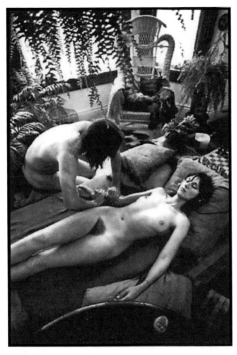
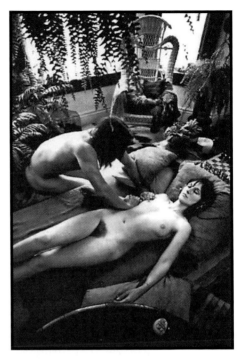
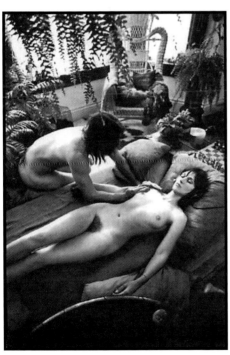
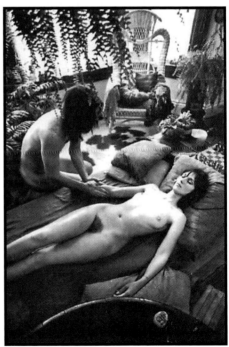

揉捏手臂

儘管在您針對上下手臂進行按摩時揉捏只著重在單一的小區域，但其效果是讓整個手臂暖和起來。結果可能會很驚人，因為當您按過手臂時，您當下所揉捏的手臂部分會感覺變得幾乎沒有任何重量。

將夥伴的手按在您腋窩下方的胸部側面，藉以將手臂抬離地面。如圖所示，用您的手臂按壓，當您揉捏的時候，手臂會停留在您想要的地方。同樣地，請不要讓夥伴幫助您做任何事情——必須是您自己抬起對方的手臂。

揉捏的動作是一種簡單且極度滿足的過程。用雙手的四根手指抬起手臂的下側，然後在手臂肌肉頂部以反方向上緩慢旋轉拇指。您會感覺到夥伴上臂的肌肉就在您的拇指下移動著，如果是肌肉發達的手臂，請在滾動和按壓肌肉時施加足夠的力道。如果是細瘦的手臂，尤其是婦女和兒童的手臂，則要更輕柔地按壓。請記住，如果您用力按壓骨頭，這可能會造成受傷。去感受手指下的肌肉，而不是骨頭。當您揉捏時，慢慢地向下移動手臂。當到達肘部時，用雙手手指圈住它3到4次。鬆手後再揉捏前臂，將夥伴的肘部置於地上，從平坦的前臂慢慢揉捏到手腕處。在手腕處反向再揉回肩部，環繞肘部並將夥伴的手撐住您胸部以進行上臂揉捏。像這樣上下按摩手臂4次。手臂隨著肌肉變得平順而有所放鬆。🦎

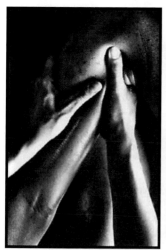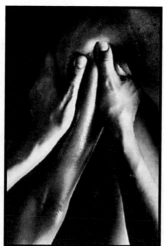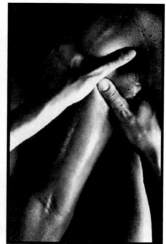

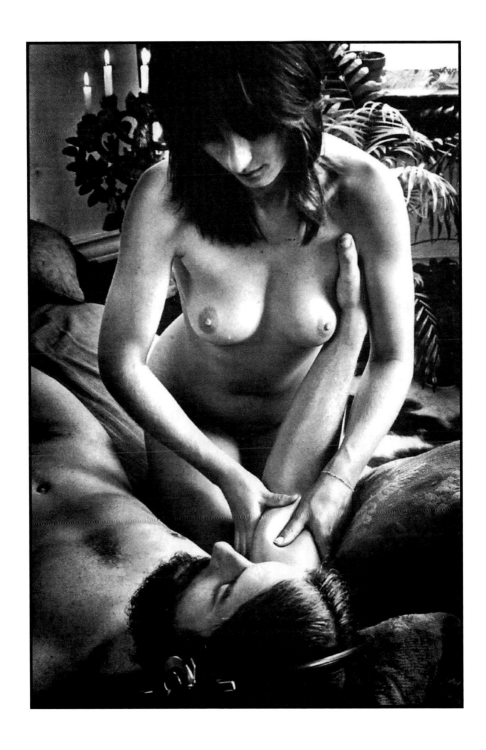

肌肉揉捏按摩

　　在瘦弱或肌肉少的手臂上，可以省略這種按摩動作。但是您可以完全按照揉捏胸部側面的方式來處理肌肉發達的手臂內側，這些手臂肌肉的塊塊分明且清晰。當您進行按摩時可以去感受到它們的存在。🌿

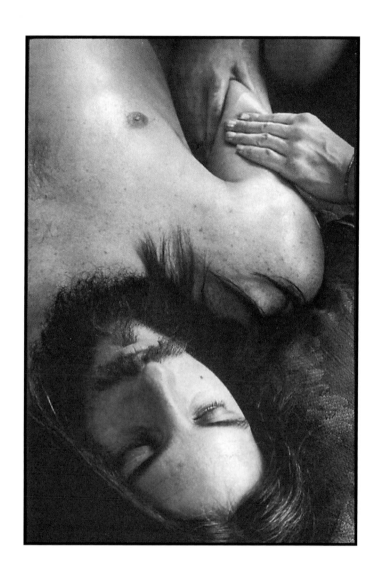

前臂排空按摩

　　在這個按摩動作中，您將透過手臂的靜脈系統將血液壓回。藉由將手臂握在手腕上並用兩個拇指向下按壓直到肘部來做到這一點，過程視手臂的厚度來改變力道，就如同揉捏按摩時所做的那樣。回到手腕，再用手掌和手指的平面輕輕按壓手臂兩側（請參見循環按摩）。

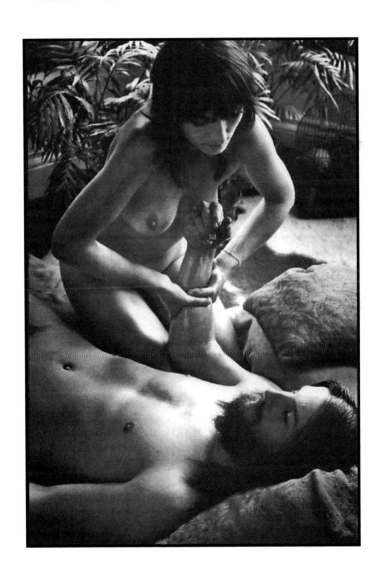

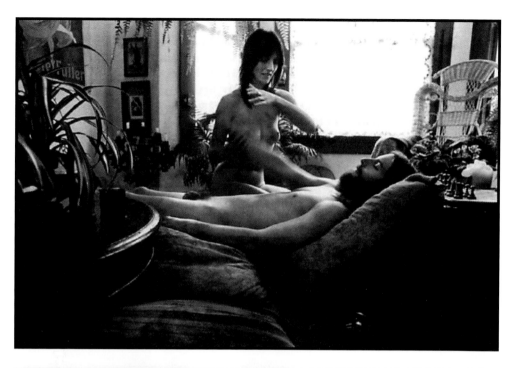

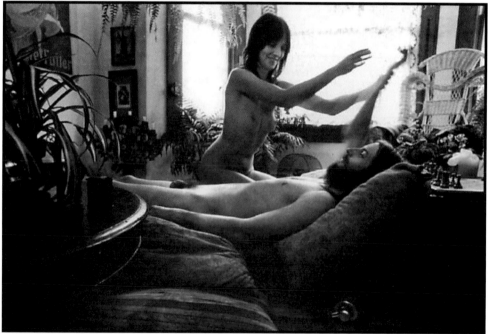

拋接按摩

　　接下來的3個動作（拋接按摩、蛇行按摩和摩搓按摩）會讓整個手臂呈現放鬆的狀態。用手和肘部抬起手臂，用手將手臂筆直向上舉起，然後從一隻手到另一隻手來回拋接。一開始先小幅度地拋出一個小弧線，然後逐漸加大弧度。當您拋擲手臂時，您會感到突然的收縮感；此時就要限縮拋擲的弧度，或去做延伸使手臂從幾乎筆直的位置（高於頭部）可以移動到剛好在膝蓋上方的位置。拋接手臂的動作進行4次，在最後一次拋接結束時將手臂保持在與身體垂直的位置並開始進行蛇行按摩的動作。❧

蛇行按摩

　　以手將夥伴的手臂伸直向上，從肩膀開始，用另一隻手的拇指和四指之間按壓手臂兩側的肉。將這隻手從手臂向上滑到手腕處，一邊走一邊快速按壓和鬆開。移動時必須保持手臂垂直，當您到達手腕時，再次從肩部開始，向原始路徑的右側或左側按壓一點。每次您開始這個蛇行動作時，請按壓手臂的不同的部位，如此便可從多個角度按摩到大部分肌肉。這會壓縮手臂的肌肉組織，從而使肌肉充滿活力。重複10次蛇行按摩動作，並在進行途中改變按摩的速度，建議從緩慢的刻意按壓到一系列非常快速的動作從肩膀按到手腕。❧

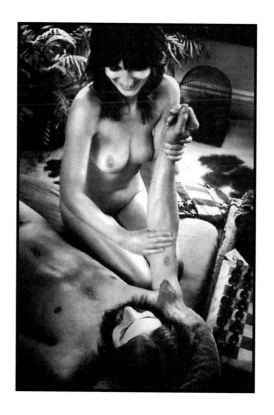

摩搓按摩

　　一開始請先緩慢地進行這個動作。您會需要一點練習的時間，好讓您可以快速且熟練地完成。首先請將手臂彎折至頸部的位置，將雙手的手掌壓在肩膀上方的手臂兩側，就在您開始進行蛇行按摩那個部位。以上下活塞運動的方式前後摩搓手臂，像您在進行蛇行按摩時所用的力道一樣。當開始摩搓時，請慢慢向上摩搓手臂；當您到達彎折的手肘時，繼續摩搓並向上推。手臂將在您上推的雙手之間被抬起，向上摩搓到手腕，然後小心地彎折手臂並重新開始，重複此過程5次，請練習到手臂的滾動和折疊都能變得有節奏性。一旦您熟練了這個棘手的按摩動作，整個過程就會開始變得流暢。儘管您必須多次中斷與手臂的接觸，摩搓按摩也可以擁有如蛇行按摩同樣活化肌肉的效果。這也有助於良好的血液循環，可以滋養手臂的內部組織，而且按起來也很舒服。🦎

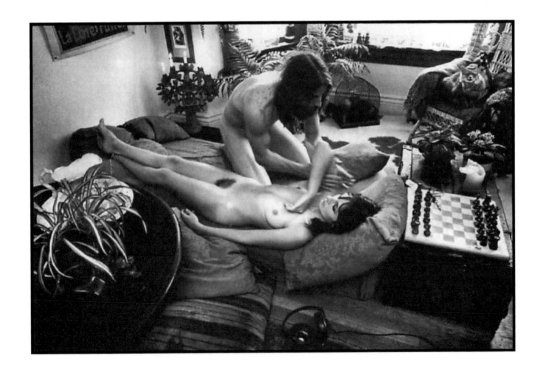

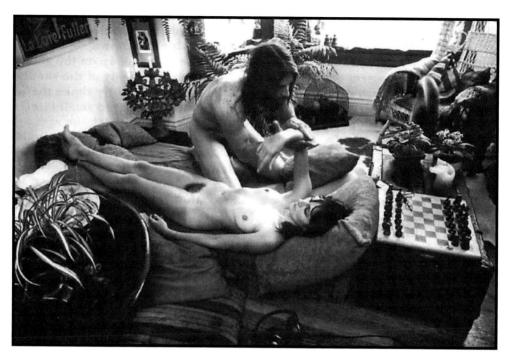

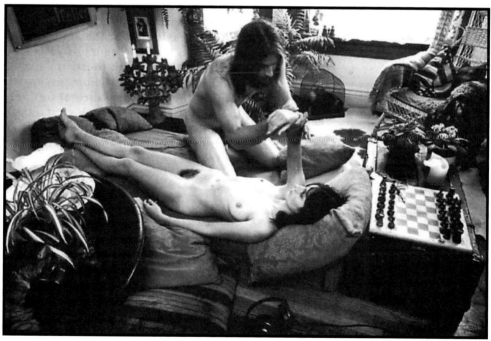

拉轉手臂

將夥伴的手腕舉過頭頂，拉到肘部伸直為止。在整個手臂保持輕微張力的同時，在頭頂上方沿著每個方向以小弧度旋轉 3 次。從同一位置輕輕拉動手臂，然後在每個方向再次旋轉一次。

這些動作可以作用到構造複雜的肩關節，這是身體最靈活的部位之一。當您旋轉手臂時，您有時會聽到它轉動的聲音，心跳聲、骨頭隆隆聲和肌膚的拍打聲都是構成您和夥伴共同創造天然異國情調音樂的環節。在某個安靜的夏日午後，當您們在僻靜的山坡上進行按摩時正是這音樂最令人動聽的一刻。

振動手臂

向前按壓手掌根部，用手指環繞夥伴的手腕。用您空出來的手抱住肩膀，輕輕拉下手腕以伸直手臂，同時向上按壓肩膀。

穩定地抓著肩膀的臂部，抬起手腕並輕輕地晃動整隻手臂。當您再進行晃動時以小圓圈的方式旋轉手腕，觀察手臂，您就能看見輕輕的振動感從手腕傳到肩膀。

感覺轉移

手臂按摩回到您一開始的位置。請記住，在按摩開始時，當您的夥伴閉上眼睛的那一刻，她的觸覺就會變得更加敏感。在這之後您用手做出的每一個細微的動作都會讓她有深刻的感受。於傳遞的過程中，您會將這些細微的感覺從手臂轉移到手上。

繼續從肩膀到手腕伸直夥伴的手臂。一邊用一隻手按壓肩膀；一邊讓另一隻手的手指與夥伴的手指交織在一起。保持這個動作幾分鐘，沉默片刻，在手臂的兩端維持相同的力道。繼續握住夥伴的手的同時，逐漸減少對肩膀的接觸，便感覺延續下去。

刷撫手臂和手部

在開始手部按摩的同時，刷撫按摩是結束手臂按摩的好方法。用指尖上下撫滑過手臂和手，使用雙手進行按摩，並讓您的身體在移動時保持節奏地來回擺動。從小範圍的刷撫按摩開始，慢慢擴大範圍到整隻手臂為止。最後只要用您的指尖觸摸夥伴的指尖，再非常緩慢地讓指尖分離。當您們的指尖分開時，仔細聽，您可能會聽到夥伴細微到難以察覺的感嘆。

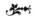

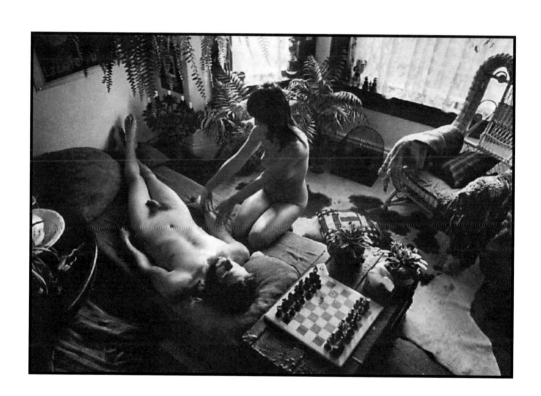

【第七章：手部】

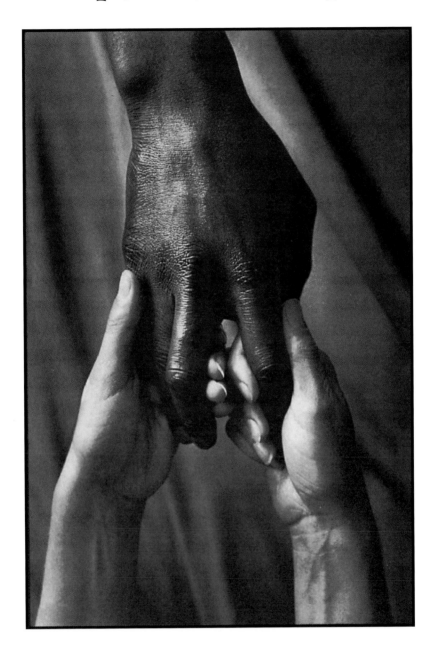

雙手和頭部一樣乍看之下似乎沒有太多可以按摩的地方，這兩個部位肉不多而且體積偏小。但是手部的肌肉和神經在一天中的大部分時間都非常活躍，我們在生活中所做的任何事情中都會使用雙手——它們是身體最靈活的部分。

　　雙手幾乎可以說是整個身體最先老化的地方，它們會因為皮膚表面無法分泌足夠的油脂潤滑而產生皺紋。即使是前額和臉頰等面部裸露的部位，實際上也覆蓋著一層細密的毛囊網絡，可以分泌恢復皮膚潤滑的天然油脂。油脂能使皮膚保持柔軟，由於手部幾乎完全無毛，皮膚很容易龜裂。若使用會讓皮膚完全乾燥的刺激性肥皂和清潔劑就會大大加速手部產生皺紋的過程。

　　如果手部顯得特別乾燥，可以在按摩油中滴幾滴檸檬汁，這個簡單的步驟有助於恢復皮膚的天然酸度。但是，無論您是想恢復肌膚活力或只是想放鬆肌肉，請記住，您的夥伴的大部分都是用手和手指去感受到的。因此，手部按摩可說是按摩中最敏感的部位之一。🌿

手部旋轉按摩

　　起初請旋轉按摩雙手，單手握住夥伴的手指根部，再用另一隻手在手腕下方穩定地握住手臂。轉動手，使其盡可能大幅地旋轉按摩。不要過分施力，而是輕輕地旋轉到不能再轉的程度。由於身體這部位的結構，手無法轉出一個完美的圓圈。當您在旋轉時，應該會感覺到它在下沉和快速擺動。每個方向旋轉三圈。通常，大多數旋轉按摩都會以這個頻率為主。

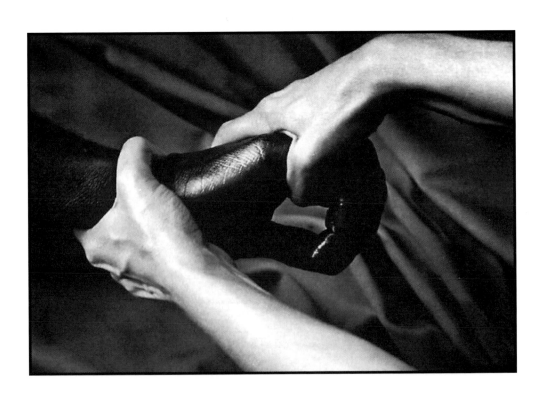

揉捏手背

　　以雙手的四隻手指握住手掌，將拇指在夥伴的手背上旋轉，與揉捏手臂的方式完全相同。在整個部位上以小圓圈的方式來移動，如果您在輕輕按摩時能感覺到骨頭的存在，這就表示這個按摩過程正在發揮作用。🌿

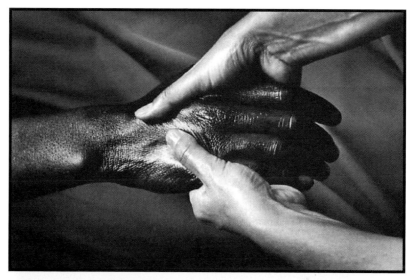

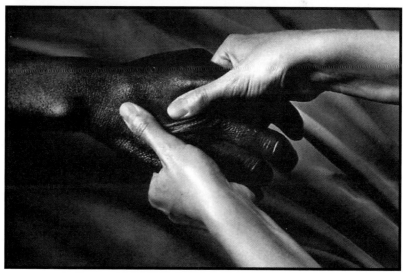

旋轉手部的骨頭

按摩是一門溫柔的藝術。如果您是男性和專業的按摩師，女性可能會對您有更多好奇。「他真的有這麼溫柔嗎？他真的可以用他的雙手帶給我這麼多快樂嗎？」也許有一天，在您把這本書擱置一段時間後，您會在某個聚會上提起您媲美專業的按摩技巧。過去半小時裡跟您喝酒，讓您奉承的那位漂亮的年輕女士很可能會反駁說：「我想我的背部已經被好好服務過了。」接著您回：「如果你喜歡那種按摩，那也行。但最近我發現這樣的按摩有點千篇一律且無聊了——不是嗎？」直視她的眼睛，雙手握住她的手，從容地按扭著她的骨頭。

以與揉捏相同的方式握住手，但拇指沿著手部兩側按壓。四隻手指和拇指用力按壓，以免讓您手脫離。握緊，雙手以垂直的小圓圈旋轉按摩。當一隻手向下按摩時，另一隻手應該向上按，您此時便能感覺到骨頭在移動。

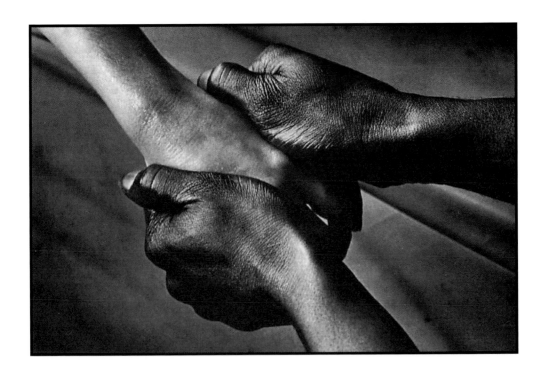

彎折手部—往後

往後彎折手部直到您感覺到阻力，在此時稍停片刻然後慢慢地返回到一開始的狀態。請先從手指彎折到手掌根部，利用這套按摩動作去放鬆僵硬的手指並刺激前臂的肌肉。✿

往前

要往前彎折手部時，請先從在手腕處開始。透過在肘部彎曲手臂並用兩隻拇指抓住手腕來進行往前彎折的動作。用兩個拇指用力向下按，就像在按摩前臂那樣。拇指實際上不需要沿著手臂向下移動，因為對這些肌肉的按壓本身就會使手部盡可能地彎曲。✿

按壓與拉引手指

手指的部分必須另外花時間按摩。雖然您並非像在按摩上臂那樣放鬆一些重要的肌肉，但手指上充滿脆弱的神經末梢。人類大部分感覺都是通過手指去感受到的，因此它們也對按摩特別敏感。

一開始請從小指按到拇指為止，每個手指的按摩動作都是相同的。用拇指和食指抓住手指的根部，然後小幅度地從側邊拉到手指尖端後再返回到手指根部然後重複再做1次。上下按摩手指4次後，再輕輕地拉扯指尖。記住動作要維持在手指的兩側，那裡的神經比指尖和根部的神經要敏感得多。✿

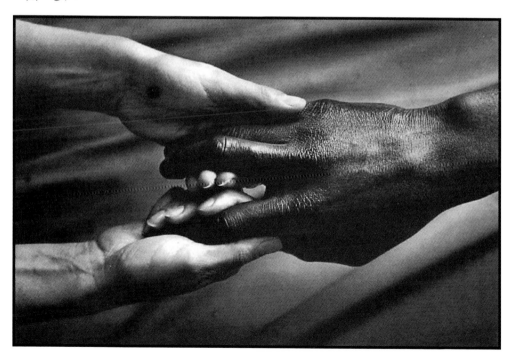

按壓手掌

　　雖然這個動作只會按摩到手掌，但整個按摩效果卻能延伸到整隻手。當您刺激手掌的肌肉時，手部上方的骨頭也能跟著獲得舒緩的感覺。

　　用雙手的四個手指牢牢握住手的前端，然後用兩個拇指向下壓入手掌。前後移動，直到您按遍整個手掌2次。按壓手掌可有助放鬆導致寫字痙攣症（writer's cramp）*的肌肉。

*譯註：寫字痙攣症（writer's cramp）是一種在書寫時出現的肌張力異常現象，會導致肌肉緊繃、僵硬。

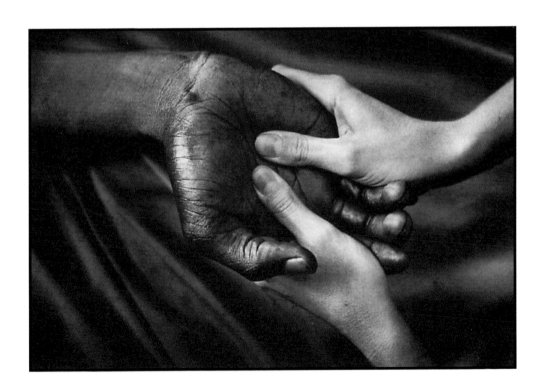

揉捏拇指

　　看手相的算命師認為拇指代表意志力。無論其精神意義如何，拇指都是手部最活躍的部位之一，所以在按摩過程中就需要特別注意。從拇指肌肉根部的手掌肉部位開始揉捏，慢慢地向上按摩到關節，然後像拉手指時一樣拉提拇指來完成動作。

　　按摩拇指後，請開始撫摸夥伴的另一隻手臂，然後再慢慢來到手部繼續按摩另一邊的拇指。

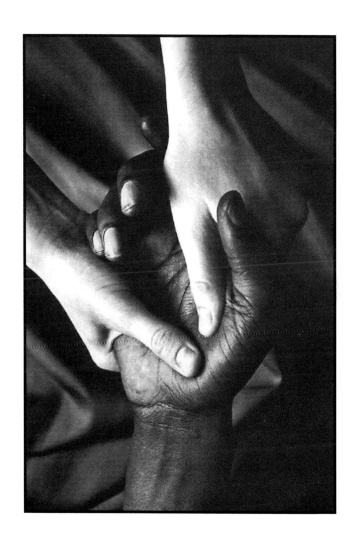

【第八章：前腿】

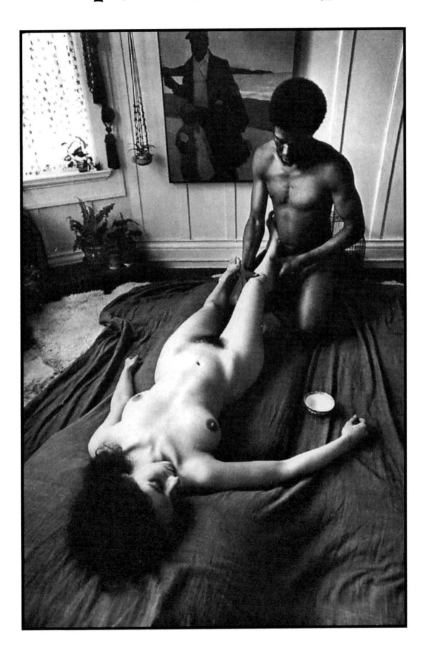

循環按摩

　　由於腿部和手臂一樣，血液從心
臟要傳送到這裡需要很長一段距離，
所以最好先按摩它們，以刺激血液循
環。腿部的循環按摩方式與手臂的相

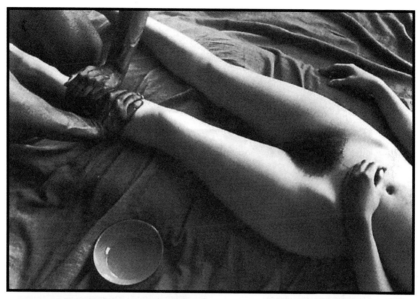

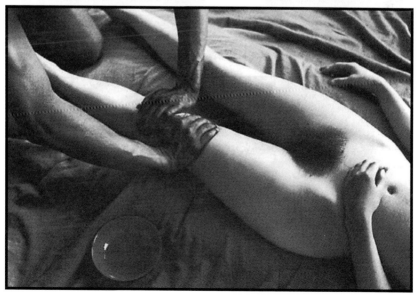

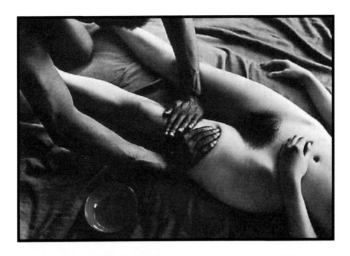

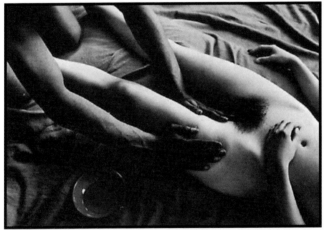

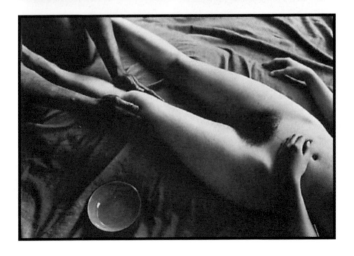

同，進行前請先抹上按摩油；如果您的夥伴的腿毛較多就可能需要抹上更多的油。

從足部的上方開始按摩腿部，然後在大腿根部返回，身體需往前傾斜去按摩。這個動作要維持一段長而不間斷的節奏來按摩腿部。按到大腿根部時將雙手轉向，然後以按壓手臂側面時的動作再次按壓兩側腿部。✖

小腿排空按摩

藉由往心臟的方向按推小腿可有助於將小腿的血液排空，從腳踝開始以雙手按壓腿部兩側（如下圖所示），以適當的力道在小腿側邊往上按壓到膝蓋為止。用手將肌肉往下按壓，讓受到擠壓的肉推積在食指上方，然後按到膝蓋處再返回到腳踝。過程非常簡單——您幾乎只要來回按壓腿的兩側就可以再次達到排空的效果。儘管排空腿部所需的力道會不一致，但您會發現，只要多進行幾次，整個過程就會逐漸變得一致且順暢。有人說性緊張*會使小腿緊繃。進行排空按摩時請注意夥伴的表情。當您最後一次按到膝蓋準備結束時，請不用中斷動作直接進入圈揉膝蓋的按摩動作。✖

*譯註：性緊張（sexual tension）是一種社會現象，發生在兩個人互動時，一個人或雙方都感到性慾，但卻出現推遲房事的狀況。

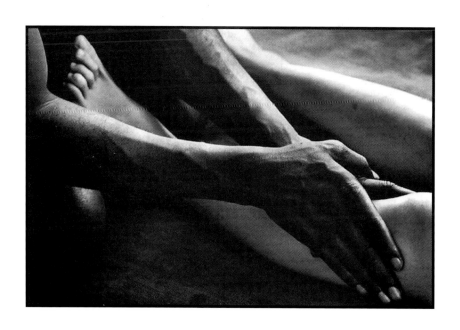

圈揉膝蓋

　　膝蓋骨的形狀像蘑菇頭。用拇指圈住膝蓋骨下方
邊緣；用手指交叉成籃子的形狀去撐住腿的後方，雙
手的拇指則圈住膝蓋骨。當您圈住它時，便可以感覺
到膝蓋骨的移動。

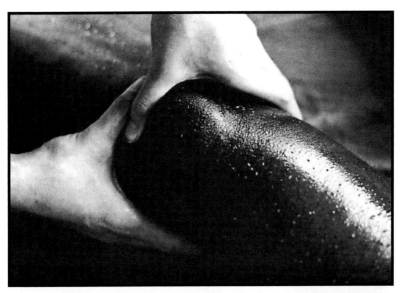

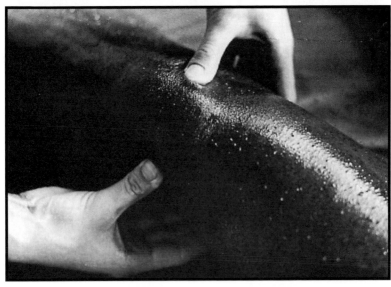

快速按摩膝蓋

在您的按摩經驗身經百戰之後，您會驚訝您已經處理過多少扭傷、扭曲、撞傷和過度消耗的膝蓋。除非傷勢很嚴重，比如骨折或脫臼，否則快速按摩的技法通常能在不到1分鐘的時間內帶來巨大的緩解。用雙手的四個手指放在夥伴膝蓋後面的腿部，手指應該要併攏並將手疊放在另一隻手上。將拇指按在膝蓋骨下方，與圈揉膝蓋時的位置相同，動作是先往下再往上地來回按揉。慢慢地開始並逐漸提高您的速度，直到您可達到最快的速度。以最快的速度按摩至少30秒，如果您的夥伴最後長吟了一聲，不要感到驚訝。

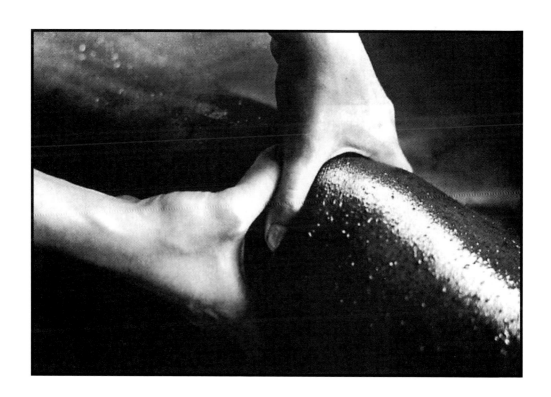

大腿排空按摩

　　用與小腿排空按摩完全相同的方式來大腿的排空按摩。這個部位有更多的肉，所以不要害怕使用太大的力道。整個按摩的區域是從膝蓋頂部到腿根部，等做完最後一個按摩動作後，就直接進入揉捏腿部的按摩。🌿

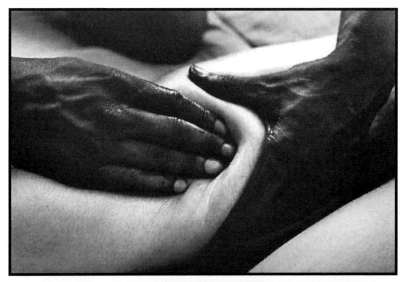

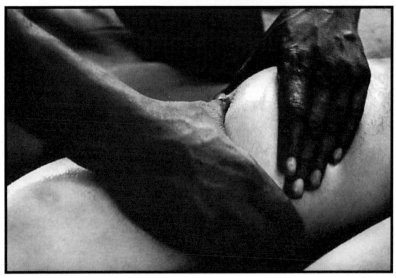

揉捏腿部

　　請使用與胸部和手臂揉捏按摩的方式來揉捏腿部，按摩的區域是從腿根部到腳踝之間。當您揉捏大腿肉時，請大範圍地揉捏起大量的腿肉。當按到小腿，尤其是腳踝附近時，則轉以指尖揉捏表面的方式進行。請記住，揉捏對於分解脂肪沉積是特別有效的方法。整個過程請上下揉捏腿部至少3次。🌿

雙手交替拉引按摩

　　請在腿根部到腳踝之間抹上多量按摩油。您的雙手會往下按到夥伴腿的兩側，拉引時輕輕抓住，並以一種快速交替進行的模式來進行（左手、右手、左手、右手）過程中您要逐漸提高速度，直到您移動得非常快。小範圍地進行按摩，如果您願意，也可以不斷改變按摩的速度。當您提高速度時，雙手快速交替按摩的感覺會像幾十隻手同時按摩著腿部，給您極度快感。🌿

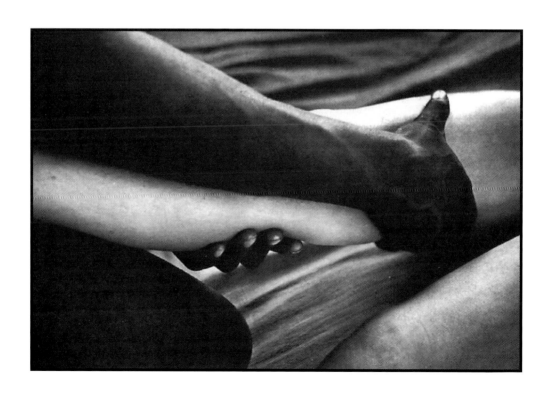

前臂扭按

　　從膝蓋下方和腳踝處緩慢彎抬夥
伴的腿。這個步驟只能由您來做；讓
他保持放鬆。以右手固定好小腿和腳
踝，並轉動左前臂，使其緊貼柔軟的
小腿肌肉和腳跟腱，朝四面八方扭按
三圈，然後反向操作回來。用左手固
定同一隻腳，然後將右前臂扭按夥伴

的小腿。

　　去感受放鬆的肌肉在光滑的手臂
上滾動著。

　　您可能也想用前臂來扭按夥伴的
大腿，進而改變這個動作的方式（如
圖所示）。

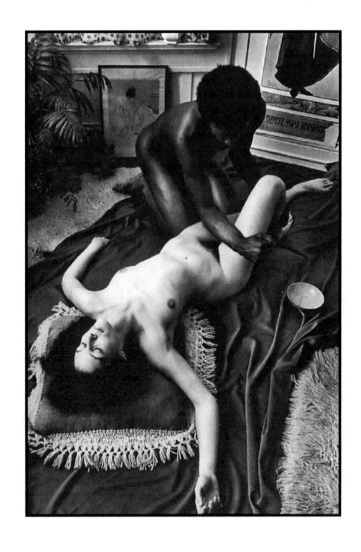

抬腿

　　抬腿是一種需要非常緩慢移動的按摩動作。從腳踝後方將雙腿抬起，以小圓圈的方式轉動雙腿，並且慢慢地放下。由於臀部會帶動腿部旋轉，所以實際上您會抬起夥伴的整個下半身，過程要特別注意這個動作要保持平穩、均勻。如果您們彼此的體型或體重差異過大，最好跳過抬腿直接進行腿部幫浦按摩。只要試過一次抬腿動作便會知道您的背部是否可以承受這個動作。

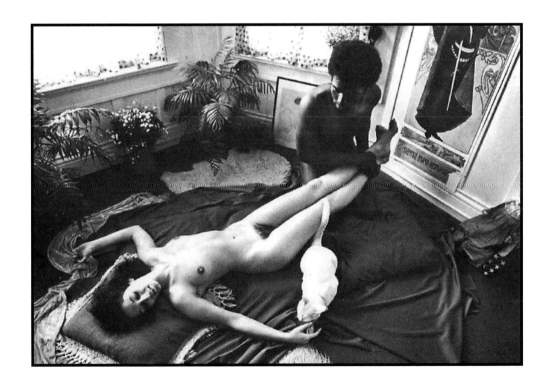

腿部幫浦按摩

　　現在您已經按摩且揉捏過從腳踝到大腿的區域了，平時消耗最大的大部肌肉都已經比剛開始按摩的時後還要放鬆許多了。腿部幫浦按摩絕不能用於仍處於緊繃狀態的雙腿，請先將腿部的肌肉放鬆再用左前臂來進行這個動作（如89頁圖所示）。

　　像打幫浦一樣彎曲擠壓腿部3下至感覺到阻力的點。如果肌肉非常柔軟，腿部可能很容易就彎曲到圖示的極端位置（照片中的女士是一位專業的肚皮舞者）。如果腿無法彎曲到這種程度，就請按到阻力點即可。當您做到最後一次達到阻力點時，多給腿部一個簡單的推力，讓肌肉稍加伸展。

刷撫腿部

　　透過刷撫臀部到腳趾的動作來結束整個按摩過程，以刷撫手臂相同的方式來刷撫腿部——範圍漸大且有節奏地進行，讓您的身體隨著這個動作而擺動。

　　當您按完一邊的腿部時，請接續按摩另一邊的腿部，接著進入足部的按摩。

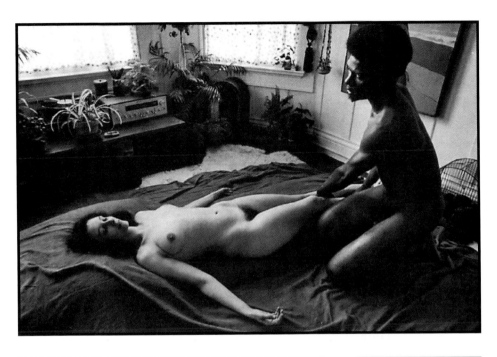

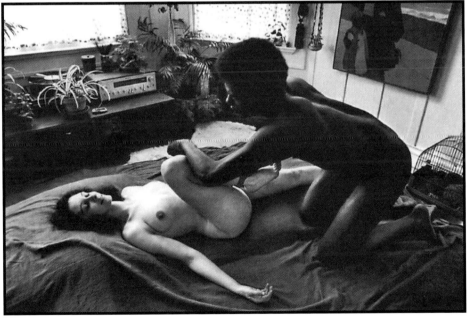

【第九章：足部】

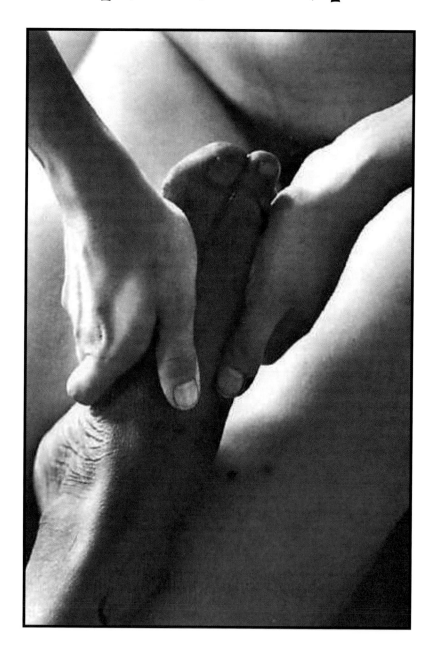

清教徒要求姿態端正的習俗通常讓我們大多數人的腳飽受折磨。因為整個身體需由雙腳支撐著，所以足部是最深受其害的部位。然而人們卻專注於強迫自己做出一些自以為「正確」的姿勢。偶然得知一個論點認為：印度人站立和走路時雙腳筆直向前，這是一種「自然」的方式。藏族山區的人們站立行走時雙腳急轉向外，以抓住陡峭的地面。現代人的鞋子，就如同現代的汽車一樣，強調造型風格，卻往往忽略人類必須以某種方式適應融入的事實。當您的雙腳待在一雙合腳的皮鞋裡10個小時後，仔細觀察就會發現腳趾通常呈現被壓扁的狀態，可能還有輕微的水泡，靜脈和毛細血管被壓平，膚色如死魚一般──聞起來也像一條死魚。如果人們像雙腳一樣，整個身體被捆綁住而窒息不透氣的話，大概沒人能活過20歲。

　　在漫長的一天結束後，按摩足部是能使對方放鬆的好方法。如果您決定使用本章中的按摩方式來進行全面的足部按摩，請在開始之前讓您的朋友躺下，並在開始按摩身體的任何部位之前，放鬆整個身體。

循環按摩

當您想發展出自己的按摩風格時，您也許會把一些按摩的步驟混合著進行。然而，在按摩足部時還是建議您一開始先進行循環按摩。請記住，足部是身體中最後一個獲得心臟輸送血液的部位。即使沒有鞋子、襪子甚至涼鞋的拘束影響，這個部位的血液循環也經常是比較遲緩的。

為了刺激靜脈系統來活化雙腳，請以雙手的扁平部分從腳趾到腳踝來回交替按撫足背。循環按摩對雙腳都是很有效的，儘管您會花更多的時間來按摩足背，但在足底做這個動作會更容易一些。用手從腳踝下方抬起腳，用另一隻手的腳跟從腳趾一直向下按撫。在腳跟處短暫地分離後再迅速回到腳趾以重複動作。請在足背部進行20次循環按摩，在足底部進行10次。

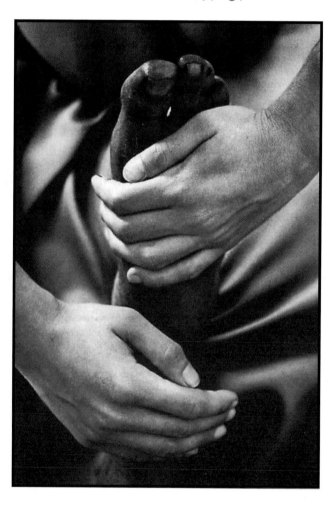

轉動足部

　　剛才談到關於一些我們自己折磨雙腳的影響之一，便是足部失去優雅轉動腳踝的能力。如果您經常扭傷腳踝，請再檢查一下您的鞋子。

　　像圖示那樣托住足部，並用手從腳後跟輕輕抬起足部，然後慢慢轉動腳踝，您很可能會感到有點僵硬。每當有這種感覺時，就要繼續往阻力點的方向轉動。幾次按摩下來，您會感覺到阻力點逐漸開始消退。朝每個方向轉動足部的動作需緩慢地進行3遍。

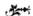

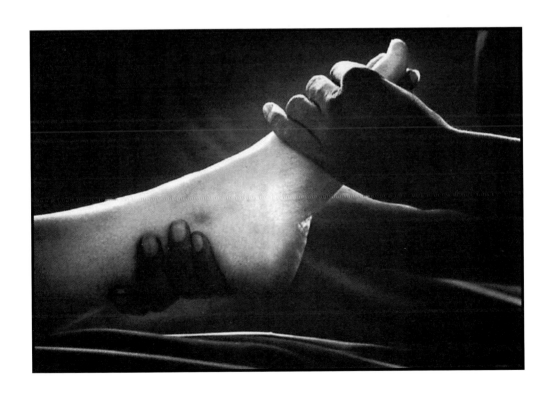

足部與腳踝的按摩

　　沿著足背和腳踝周圍抹上油。儘管這個動作會有一些轉動的動作，但只要多練習便能做得越來越順暢。用雙手的四根手指往下按壓足部，大拇指在按摩開始時疊放在一起並在足根部分開。當您按到腳踝時，用手指向下按壓腳的骨頭。在腳底部，手指分開環繞腳踝並沿著足背返回到原始位置（如下圖所示）。

圈揉腳踝

　　用雙手的四根手指替腳踝抹油後圈住，您可以改變圈揉的力道與速度。請注意要與腳踝保持一種若即若離的感覺，不要整個覆蓋在腳踝上，也要盡可能在周圍按摩。過程中您也許會想要改變這個動作的方向。當您結束按摩時，請盡可能在5秒內快速地移動。

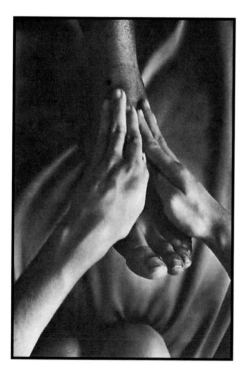 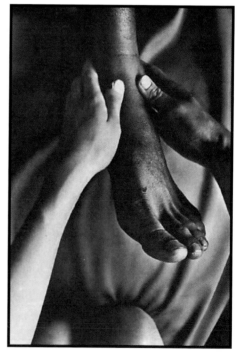

足部拉引

如轉動足部一樣，用雙手牢牢握住腳，將其抬起約3公分並迅速且有力地拉引。切勿過於粗暴，每隻腳拉引1次就可以了。這個簡單的動作不僅能按摩到腳踝，還能作用到臀、腿連接處的大關節。

揉捏足背部

請用揉捏手背的方式來捏足背部。由於腳底豐滿的肉可以幫助您抓好整隻腳，所以這個動作會比較容易上手。當您將拇指從腳踝向上按到腳趾時，去感受骨頭和腳跟腱的起伏。

彎折並按揉足部的骨頭

同樣地，這裡的動作就和您按摩手部時的動作相同。由於這裡的骨頭比手更長，更厚一些，肌肉也更有抗力，所以彎折的力道會比按摩手部時要大得多。雙手將腳跟向外按壓，然後用指尖向內、向上按壓。對於按摩旋轉的方向要保持一致，順時針和逆時針都要做（請記住，當一隻手向上按摩，而另一隻手就要向下按）。如果您的手很小，而夥伴的腳偏大，則可能難以按移內部的骨骼。不要讓這個問題干擾您，因為會受到雙手大小影響的按摩動作其實是非常少數的。

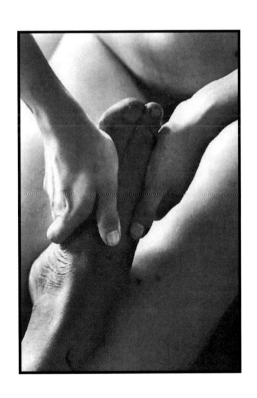

按壓足弓

　　為人詬病的足部疲勞的大多都會集中在蹠弓
（metatarsal arch）*周圍，本按摩動作可以緩解足弓
必須經常承受的巨大緊繃感。這個動作與足底循環按
摩的動作一樣，差別只在部位的不同處理。

　　請用您的手掌根沿著足弓向上按壓整個區域，這
裡的力道要下得足夠，這個部位足以承受這樣的力
道。小心不要讓施加在足弓上的多餘力道干擾按摩的
節奏。

*譯註：足弓在提供足部結構避震（structural cushioning）功
　能，包含縱弓（longitudinal arch）及橫弓（transverse arch）兩
　種，橫弓即為蹠弓（metatarsal arch）。

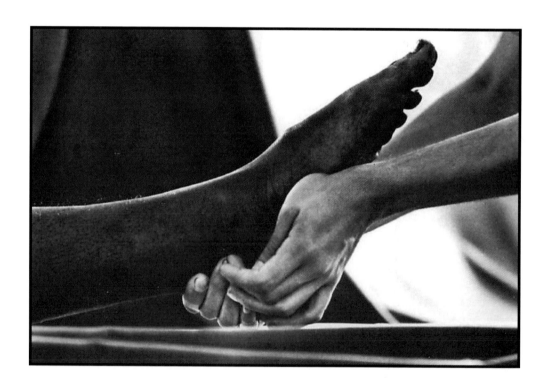

腳趾的綜合按摩

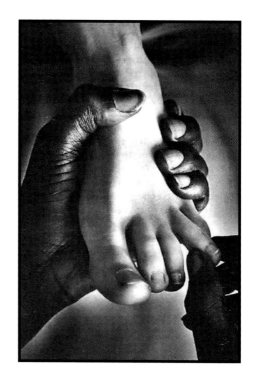

您還記得上次對腳趾進行彎折、撫摸、扭轉和拉引是什麼時候？您可知道在羅馬和埃及時代的浴場裡每天都有人會這麼做嗎？原因又是為何呢？

腳趾和手指一樣，對觸覺相當敏感。從小腳趾開始進行，在每個腳趾上完成整個腳趾循環按撫。以相對僵硬的手指來彎折腳趾以達到放鬆，用指尖在腳趾兩側神經最粗的地方上下撫摸。抓住腳趾的兩側，順向、逆向地緩慢旋轉3圈。接著抓住所有腳趾並上下彎折5次（如圖所示），結束腳趾按摩。

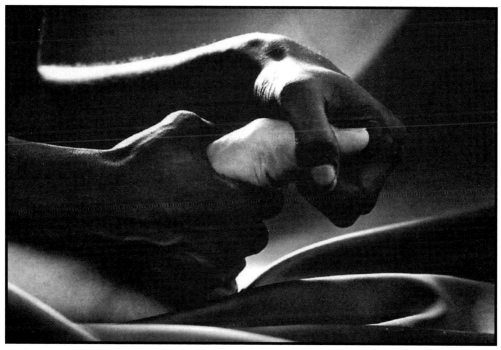

揉捏足底

以揉捏足背相同的方式來按摩足底。稍微抬起腳或在腳下放一顆枕頭支撐著，接著用兩邊的拇指深層的畫圓揉捏。要按摩到整個足底。

您的夥伴會在按摩結束時翻身，好讓您可以開始按摩腿後方和背部。有些人喜歡從這個其他角度再揉捏一次足底，這會帶來良好的感覺，也能直接為您的按摩手法增加新技巧。用雙手的四根手指抓住足背，並用兩個拇指深揉足弓和腳跟。✦

按揉與抓捏腳後根

用中間三根手指繞著腳後跟按揉。接著開始移動到腳後跟外側，並慢慢減少按揉的次數，直到您按到腳後跟的中心點。最後用指尖抓捏腳後跟外側來結束動作。✦

阿基里斯腱按摩

阿基里斯腱位於腳後跟上方的厚實肌肉，幾乎所有足部活動都會用到它。要放鬆這個部位，就得先跪在夥伴的腿側旁，彎曲手腕，將兩根食指壓在腿後方。用您的其他手指支撐住食指，並沿著這條細長的肌肉向上按揉（如下一頁的照片所示）。您可能希望將這個動作向上延伸到阿基里斯腱與小腿較大塊的肌肉的連結區域。完成足部按摩後，請拭去夥伴整個身體正面的油，您可能需要使用酒精來擦拭（參見第23頁），尤其如果被您按摩的對象剛好是一位體毛茂盛的男人的話那您會更需要酒精。使用柔軟的毛巾，緩慢、輕柔地擦拭。這種溫柔的擦拭動作，也要以按摩的概念一樣來進行。不要吹毛求疵想要擦掉所有肌膚上的油，只要用毛巾上下擦拭過一次就可以了。✦

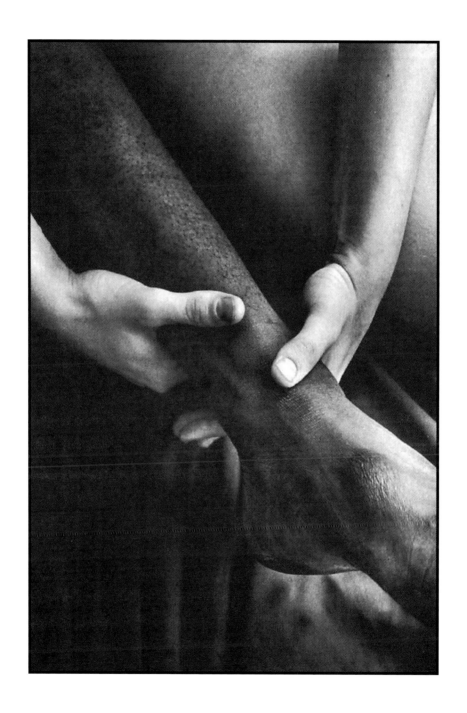

【第十章：後腿】

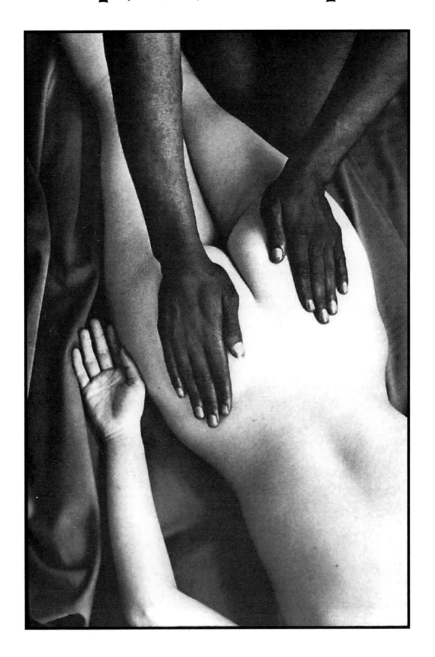

後腿按摩會使用到前腿按摩的幾個動作。因為這裡有更多的肉質部，所以整個動作會做得更深層。您可能會在過程中需要夥伴翻身，但您也許不想在途中出聲中斷按摩的療程。通常在必須保持沉默的冥想儀式中會透過敲打木魚來暗示改變，如果言語在過程中似乎是多餘的話，您可能會想自己設定暗號。只要透過預先安排的氣味變化、特別的撫摸方式，甚至是長時間的停頓，都能讓您的夥伴領會到您的意圖。如果您是在地面或地板上工作，請將夥伴手臂放在側邊，並將手掌朝上。如果您必須移動手臂或腿，請直接動手去移動。要注意在膝蓋和肘部上方和下方都要好好地穩定支撐好，如此便能避免肢體的搖晃或拉扯。雙腳應該有一定的間隔距離，以便您可以揉捏大腿內側。

循環按摩

前腿和後腿的循環按摩、揉捏按摩和排空按摩的動作都是相同的。由於您不需要擔心按壓到小腿的骨頭，所以在此部位的抹油和按摩都能施上更大的力道。請以一個不間斷的連續動作來滑推膝蓋窩處。

小腿排空按摩

排空按摩跟循環按摩一樣在小腿上執行會更加容易，因為您可以直接按壓到肌肉的最深處，而不需要在腿部兩側分配力道。當您按摩到膝蓋時，則將緊繃感從腿內按出去。性緊張、神經緊張，疲勞都能藉此獲得紓解，此部位的排空需進行15次。

旋轉按推膝蓋窩

　　將一隻手掌壓在膝蓋窩，並把另一隻手掌壓在手背上（如下圖所示）。雙手適度施力按壓，在膝蓋後部緩慢旋轉手掌5次。如果您的對象是體毛茂盛的男人（或女人），這裡會需要特別注意一個問題：如果您在毛髮上做旋轉，即使抹了油仍會使毛髮打結。此時請改變您的按摩動作，以便在轉動手時只讓膝蓋窩的肉會被移動到。透過稍微用力按壓並以畫小圓的方式來旋轉就能避免這個問題。這樣的改變並不會影響膝蓋窩肌肉的按摩效果。🌿

大腿排空按摩

　　這個部位是最多脂肪累積的地方。有時候您會感覺到脂肪在排空按摩時不均勻地在您的手指上晃動著。如果「減肥」也在您的按摩計劃之中，您可以將原本只需進行10次的療程加倍執行。🌿

揉捏後腿

　　接著再對後腿進行揉捏按摩。這裡有更多肉可以按摩，也比較不容易因為骨頭的阻力而中斷按摩動作。當您要往小腿按之前，請先在平滑的大腿上深層按撫。整個過程請上下按摩後腿3次。🌿

旋轉小腿

　　將一邊的手掌平放在膝蓋窩處以固定住大腿，並且抓住小腿腳踝處。抬起腳旋轉3次。🌿

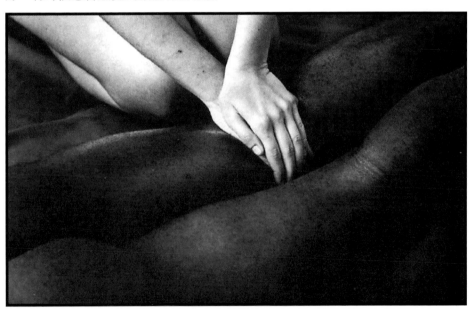

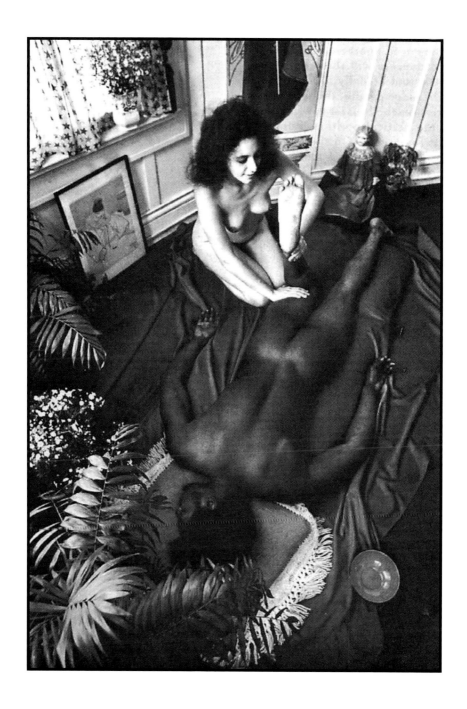

彎折腿部

請以旋轉腿部的相同姿勢來開始這個按摩動作。當腳直立時，將其向背部擠壓到阻力點，阻力點因人而異。有時運動員和舞者不會表現出任何阻力，他們的腳實際上會與臀部相碰。然而，即便在老年人身上，這個阻力點通常距離垂直擺放的位置也只有幾英吋。請幫浦式地擠壓至阻力點4次。這個按摩動作做到第5次時，這股推力會突然超出些許的阻力點。這個簡單的練習可以伸展緊繃的肌肉，幾天後當您再按到這條腿時，可能會發現它有更好的伸展度。🦎

拉提後腿

抬起腳踝，並同時撐住雙膝以固定腿部。順向、逆向地轉動一次，轉動時要緩慢地繞一個大圓圈，就像您對前腿做的一樣（如下圖所示）。🦎

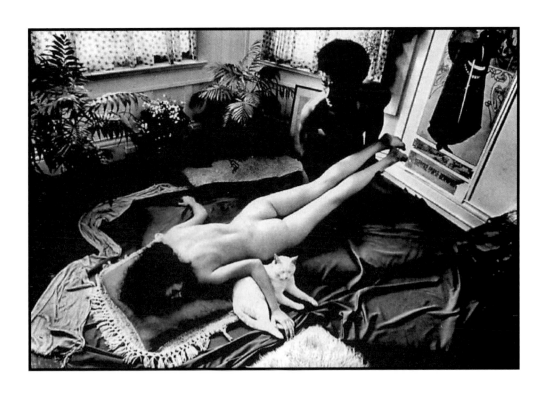

旋轉按揉臀部—快與慢

一快揉

　　幾乎每個人都知道這個按摩手法。在臀部兩側各貼一隻手，手併攏貼在臀部進行旋轉。請自在地改變按揉的方向、速度和力道。大約按15秒鐘後，再盡可能快速地旋轉按揉5秒鐘。

一慢揉

　　去感覺髖骨的凹痕，一隻手放在另一隻手背上，手指併攏，按入凹痕處再旋轉按揉。之前我們提到當您按摩膝蓋窩的對象是體毛旺盛的人時的對策，這裡的按揉動作就是要這麼做：去移動肉質部而不是您的雙手，順向、逆向各做5次。透過在每一邊的臀部快速且用力地壓入凹痕處一次來結束整個過程。

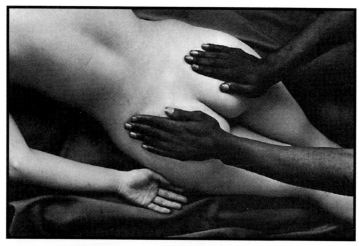

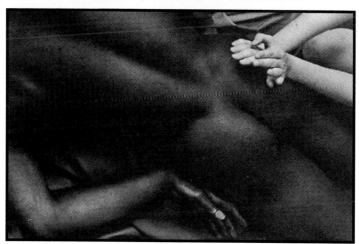

【第十一章：背部】

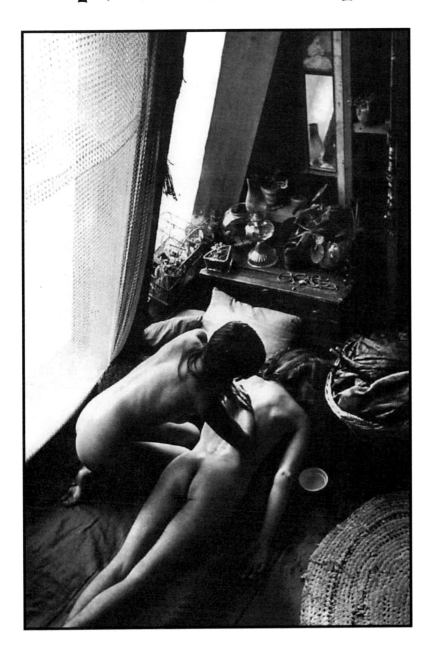

背部是所有身體按摩中最重要的部位，通常您會在這裡度過超過三分之一的時間。正規的背部按摩需要花上相當大的工夫——可想而知在完成按摩之前您就會滿頭大汗。

　　脊椎區域是整個神經系統的核心，焦慮或神經緊張通常是由脊椎周圍的肌肉緊繃、痠痛引起的。當您放鬆背部時，您會發現很多所謂的心理問題都消失了，而且這並不罕見。您生命中的每一刻，您的身體都是您心靈的延伸。您的感覺形塑了您自己。

　　將背部按摩集中在脊椎的兩端。從脊椎底部開始進行按摩，如果您跨坐在夥伴身上會發現按起來更加容易。即使您使用的是桌子，跨坐位置也會更均勻地分配壓力，並為這部位的按摩提供更好的效果。在各個按摩動作之間的空檔，您還能輕輕地坐在夥伴的大腿上稍作休息。

　　背部肌肉可以分成三個部分來進行按摩：與脊椎平行的長肌肉、覆蓋上背部和頸部下部的扁平肌肉群，以及從脊椎延伸到背部側面的寬闊肌肉帶。請從一個簡單的循環按摩開始，只要按過一次即可刺激到上述這三個部分。

循環按摩

　　背部的循環按摩與腹部的循環按摩非常相似。開始時雙手平放，手指朝向（但不接觸）下背部的脊椎。接著往背部上方按推至頸部後轉以環繞肩膀，然後返回並以手指按壓背部兩側。最後按到腰部時再回到起始位置。在滑推時請去享受夥伴背部的光滑觸感，

　　重複循環按摩10次。在最後幾次您可能想要做一些動作上的變化：在您沿著背部兩側返回時以小圓方式旋轉您的手來按推。

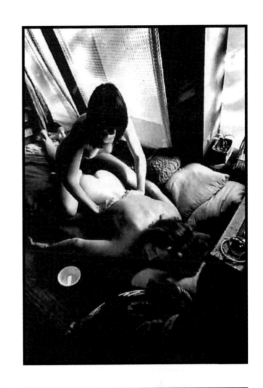

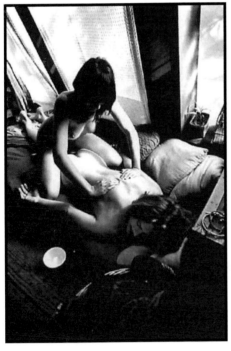

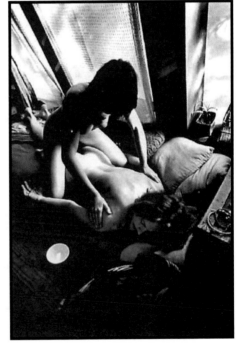

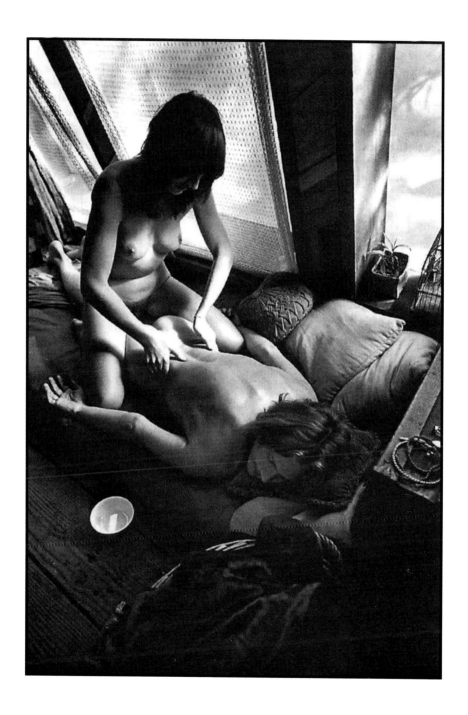

按壓背部

按壓背部可能是按摩中最有感覺的一次。如循環按摩一樣，按壓背部會使用到整個三大肌肉群。只要經過幾次美好的按摩療程就能使身體最大範圍的部位獲得放鬆，即背部的中間區域，同時這也能刺激到脊髓神經束。由於脊椎直接連結到所有內臟器官，某些醫界人士認為，按摩這個區域會大幅影響整個身體的健康。當您沿著脊椎向上按壓時，請觀察夥伴顫抖且愉悅的呻吟。

請用掌根部從脊椎底部開始按壓，沿著平行的肌肉脊適度用力向上壓入脊髓本身的凹陷處。按壓時身體需前傾，接著像循環按摩那樣轉到肩胛骨去按摩再返回，但這次需以拇指壓入脊椎和肌肉之間的凹陷處。當您返回時，沿著背部兩側拉提。在您想要做任何動作上的變化之前，請先重複10次此基礎背部按壓動作。

背部的某一側通常會比另一側更僵硬，所以請將所有按壓的力道集中在僵硬的那一側，可將雙手疊放去按壓。

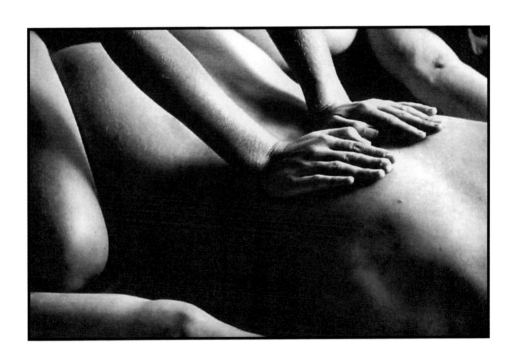

您可以在按壓過程中以及返回時用拇指沿著脊椎去按摩。如圖所示，當您向上按推背部時，請沿著脊椎按。按壓時感覺脊椎骨從拇指末端滑落，但將大部分壓力需集中在肌肉和脊椎之間的凹谷中。按到頸部時雙手分開，然後同樣以基礎的按摩方式返回。即使已經按完10次了，也請先做過5次這個動作之後再去變化動作。

一韻律呼吸

我們在本書使用「夥伴（partner）」一詞來稱呼您的按摩對象，因為按摩本身是一種共享的體驗；您們都是這美好呈現的一部分。現在您可以明白，以這種方式透過雙手給予對方愉悅如同跳一隻舞一般，一邊主動以待，而另一邊被動以受——兩個身體在時間和歡愉之中交融互動著。

當您按壓著夥伴的背部時，您們可以藉由一個方法來使彼此更為親密。以手掌按壓脊椎底部為始，保持不動的感受夥伴呼吸時的身體移動；感受背部均勻、有節奏的上升和下降。每次呼氣時不要向上移動背部，先將雙手向下按壓，等吸氣時往上按。當您感覺到節奏時，請您的伴侶放大他的呼吸，再次去感覺背部的移動。這些移動正是生命力的展現。請讓您的夥伴深吸一口氣，然後向上按推背部，把空氣從他的肺裡擠出來。在頸部改變方向，當他開始吸氣時，沿著兩側向下拉回；當他開始呼氣時，再次往下按壓。您可以讓自己的呼吸也跟隨對方的呼吸節奏去進行按摩，直到您與伴侶處於協調的狀態。就讓自己和對方隨著最原始的節奏（呼吸）共舞吧。

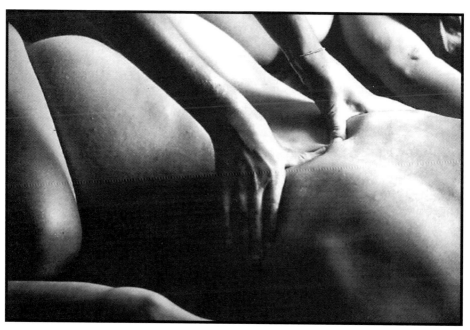

脊椎波紋效應與椎間振動效應

接下來的三個動作會直接針對脊椎本身去按摩。

按壓式一

使用慣用手的掌根部來按壓脊椎的手部技巧。當您非常緩慢地移動到頸部時，您會感覺到脊椎在手掌根部跟處浮起。接著像在按壓背部一樣雙手分開並返回。

蟹手式一

拱起您的手並用您的手掌根向下按壓脊柱，同時用兩根手指沿著脊椎按推，以此動作上下按推脊椎10次。

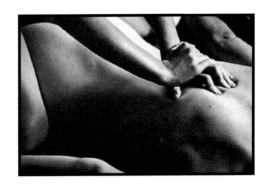

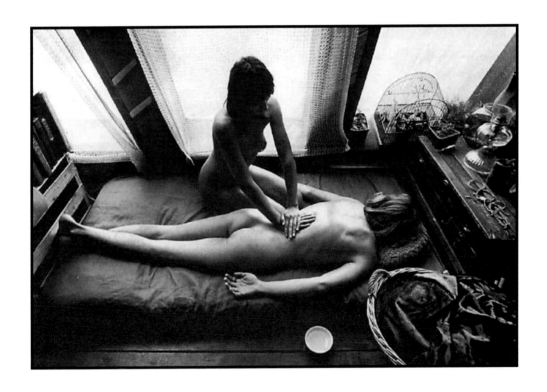

搖椅式一

搖椅式結合了上述兩個動作，以按壓式往上按摩脊椎，返回再用蟹手式按壓移椎兩側。有時候這看起來好像您沒有使用到太多這些按摩方式，而即便您無法感受到這對神經系統的驚人影響，但您的夥伴可以。🦎

指尖揉捏脊椎的長肌肉

在腹部按摩時我們曾經使用過指尖揉捏的動作，同樣的動作在此也可以舒緩緊繃感並沿著脊椎散布愉悅的感覺，強壯結實的男人總是喜歡這種按摩動作。🦎

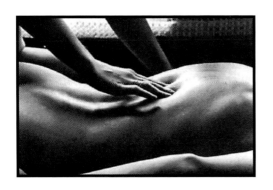

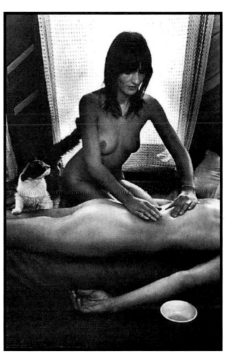

背部壓縮按摩 [雙手併攏]

　　將雙手掌根壓在平行於脊柱兩側的長肌肉隆起部分。這個位置就如照片中一般容易進行。將雙手的四根手指壓平在肌肉隆起處並適度用力按壓。從頸部沿著脊椎按到腰部，用雙手去壓縮擠壓這個大肌肉群。除非您的伴侶異常緊繃，否則您在按摩時會感覺到肌肉有點鬆弛。通常在背部上下進行 3 次這個動作就能讓這邊的軀幹有神奇的舒緩作用。🌿

背部壓縮按摩 [反手]

　　有些人喜歡以反手來進行背部壓縮按摩，當您直接地將空氣從他們的肺部排出時，您會聽到對方大聲地「嗯」了一聲。這是一個簡單的動作變化，您可以為這些喜好壓縮按摩的人增加這個動作以延伸您的技巧的豐富度。

　　以同樣的方式去按摩同一塊長肌肉群，但這次需要一次按壓兩側的背部肌肉。如圖所示，將手掌根置於相對的位置來進行即可。這個動作可以更均勻地分配壓力，如果您正在按摩比自己體型小很多的人，會特別地有效。當您均勻地壓縮背部兩側時，您可以避免在按壓時不小心將您的伴侶「推擠」到某一側的可能性。🌿

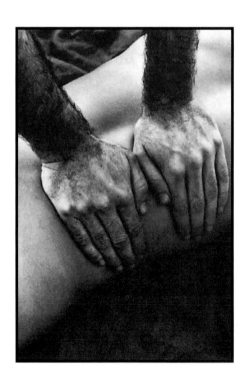

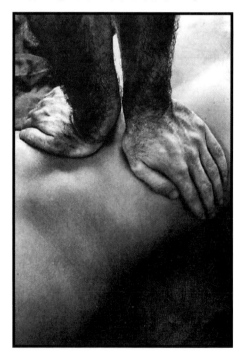

背部的深層按摩

深層按摩其實很容易上手，但就如同其他大多數的背部按摩動作一樣，這需要下一些工夫才行。這裡要再使用雙手疊放的方式來集中力道，按壓背部的肉質部位，這次要避開中間的脊椎。往下按時，雙手以畫小圓的方式旋轉，並以此流暢的簡單動作去按摩夥伴的整個背部。從背部的底部開始慢慢向上移動——注意不要錯過腰部和肩部之間的任何地方。按到頸部時雙手交叉按壓肩膀（這裡的力道要輕輕散布在整個肩胛骨上），之後再次從脊椎底部開始。此時使用適度的力道在脊椎骨的底部旋轉3次。在脊椎底部旋轉後，再次以相反的繞圈方向來按摩背部。此過程需進行4次，每次回到脊椎底部開始時都要換一個繞圈方向來進行。

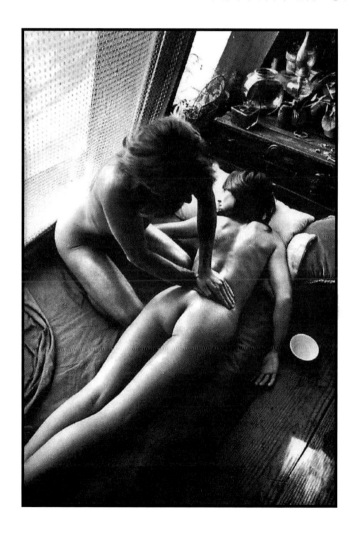

游移式按摩

從腰部到肩部的整個背部區域都要被按摩到，這裡要以您在胸部和腹部按摩所使用的動作來進行。藉此去放鬆肩胛骨，上下按摩整個背部4次。🦎

揉捏背部

揉捏背部兩側的動作和您揉捏胸部和腿部的動作相同。這裡的揉捏動作會比胸部更容易進行，因為您會有更多的肉質部位可以被揉捏。從臀部揉捏到腋下，這1次當您在揉捏時不要猶豫，儘管把肌肉捏起並按揉，在背部的每一側上下進行5次。🦎

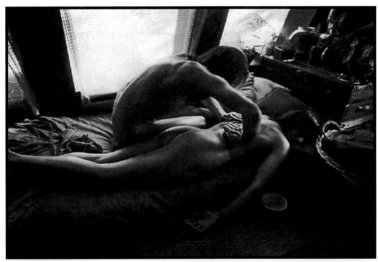

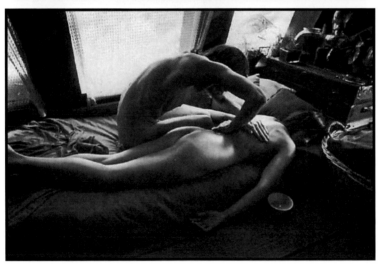

剪刀式

　　用一隻手的拇指將肉的皺褶壓入另一隻手的拇指和食指之間形成的「剪刀口」中。將您的手在夥伴背部的兩側上下滑動，直到您把在深層按摩時按摩的區域都顧到了。最好不要隨機移動按摩的部位。如果這個動作能夠有條理地進行，一次一點點地慢慢擴大就能發揮更好的效果，只要在背部進行一次就足夠了。

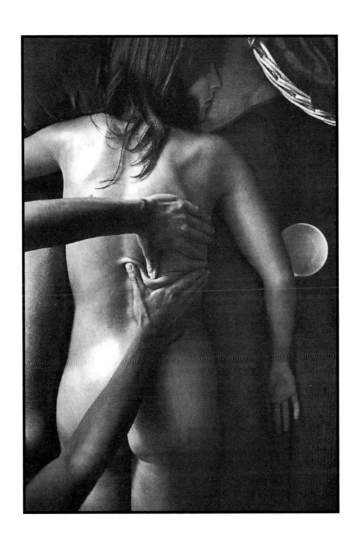

按壓前臂

　　以手將您的前臂往下按壓，以畫小圓的方式旋轉您的前臂，以此動作上下進行4次。🦎

背部按摩的逆行

　　從脊椎底部開始的循環按摩、按壓背部及其他脊椎相關的按摩動作，改由從脊椎的頂部開始做也能帶來良好的效果。請跪坐在夥伴的頭部旁邊，從背部的頂部再次進行每一個按摩動作。🦎

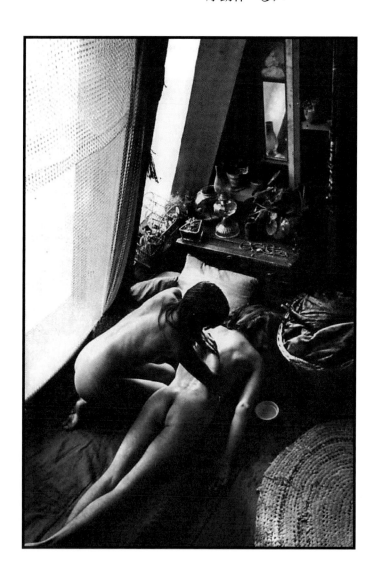

旋轉肩部

　　只要一隻手置於夥伴的肩膀下方並抬起，再用另一隻手穩定肩胛骨，您便能旋轉整個肩膀。（實際上，您會同時旋轉肩胛骨和肩部。）雙手用力按壓以保持平穩均勻的運動，請以一個小的水平弧線來做旋轉。轉到第3次之後，請保持肩部抬高，並以上方的手去按摩肩胛骨周圍3次。

　　您可以抬起夥伴彎曲的手來為此按摩動作做變化。當您拉抬夥伴的手臂到極限點之前，都需要用另外一隻手來穩定住那隻手臂。

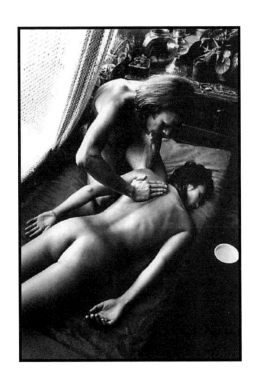

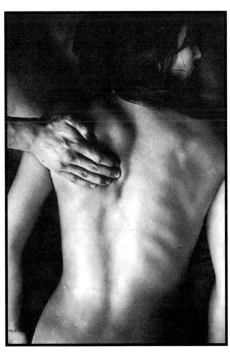

119

扭轉肩膀

　　如果您的夥伴肩膀較單薄，執行這動作要相當小心。要掌握這個動作就必須緩慢地進行，如此才能感覺得到肩膀骨頭周圍的肉。雙手平放，從肩胛骨下方向上按壓。輕輕滑過肩胛骨，順著肩部的弧度捲曲手指。當您將指尖捲曲在肩膀上方時，將掌根向上推，這樣您就可以指尖和手掌根之間推擠出肩部的肉。最後反向操作以返回（如下圖所示）。

揉捏肩部

　　您可以從背部以及頭、頸部周圍去處理女性在頸根部感受到的那種緊繃感。實際去支撐頸部的上背部肌肉將會是您要留意的肌肉區域，透過揉捏上背部來進行按摩。按摩的動線是從肩部到上背部之間。

拇指按摩頸根部

　　扶住夥伴頸部兩側的肩膀，用拇指上下按摩頸根部。使用揉捏手部和足部的拇指畫圓按揉去進行。

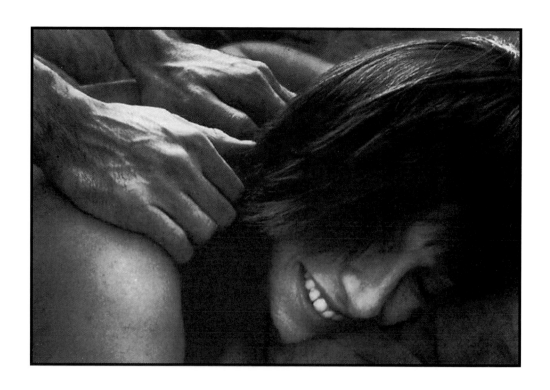

揉捏後頸

　　這個頸部按摩動作是您無法從身體的另一側去完成的。進行時請結合揉捏肩部和頸部拇指按摩的動作以完成上背部的澈底放鬆,跪坐在您的夥伴身邊。讓夥伴的頭面對著您,深層地揉捏後頸的厚實肌肉。

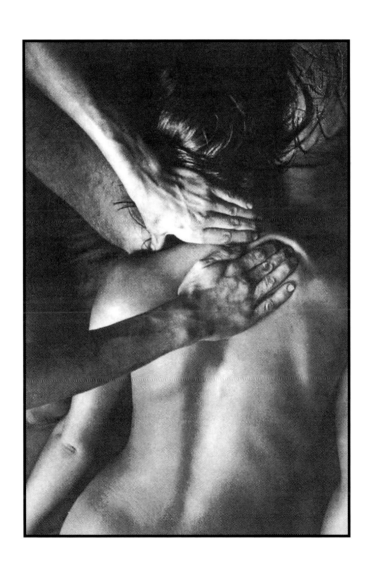

背部拉提

　　那些有過摔角經驗的讀者會對這個動作感到熟悉，也就是「半尼爾森式」（Half Nelson）*。雖然摔角選手使用這個姿勢幾乎就能折斷對手的脖子，但在這裡我們只會用它來輕輕拉伸腹部的肌肉。您不需要成為摔角選手才能來做這個動作，但您會需要相當大的力量才能順利完成，尤其是當您和夥伴都在地上時。很多時候，抬高一邊的膝蓋會使拉提更順利，這樣您的腳跟會給您更多的平衡穩定。試試看，您就會知道您的背部是否可以承受此動作。

*譯註：「半尼爾森式」（Half Nelson）是摔角的專業術語，從對手背後以一臂穿過腋下反扣其頸背。這是一種壓制對手的困鎖手法，幾乎無法讓對方脫逃。

　　雙手交叉扣緊置於夥伴的後頸部。接著拉提您的夥伴，直到您感覺到腹部肌肉的阻力。這種阻力，即阻力點，通常在上身與地板成約45度角時會非常明顯。在阻力點出現時向兩側旋轉上身並維持不動幾秒鐘，然後慢慢回到地板上。重複拉提3次，在第3次拉提到底時靜默數到10，然後再返回，當您再拉提和放下背部時，請用您的身體去配合夥伴的身體。

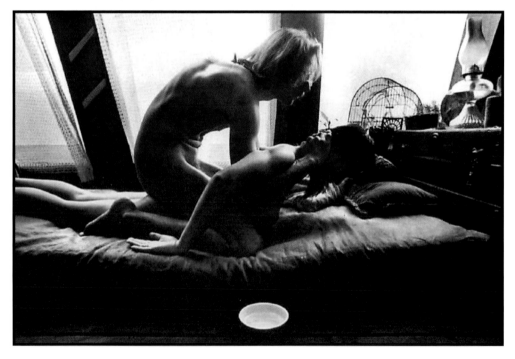

暖背按摩

　　雙手張開呈現活塞模式來上下按摩背部，一隻手向上另一隻手向下。您可以在按摩時用拇指按壓脊椎旁的長肌肉來變化這個動作。🌿

刷撫背部與身體

　　刷撫脊椎、背部和腿部，再從腿部按到腳背，最後極為緩慢地斷開您的指尖和伴侶腳趾之間的接觸。

　　按摩結束。

　　不要期待人們會在按摩結束時開口說話，因為此時是他們在這一生中最輕鬆的一刻。🌿

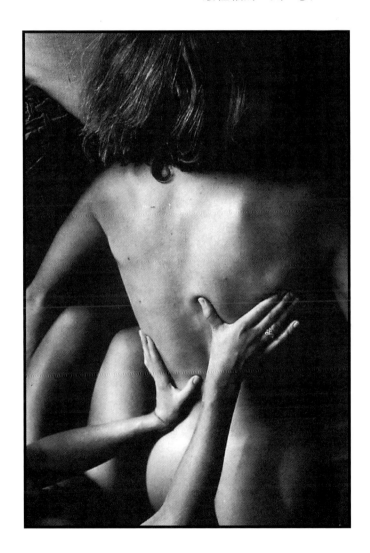

3 延伸性按摩

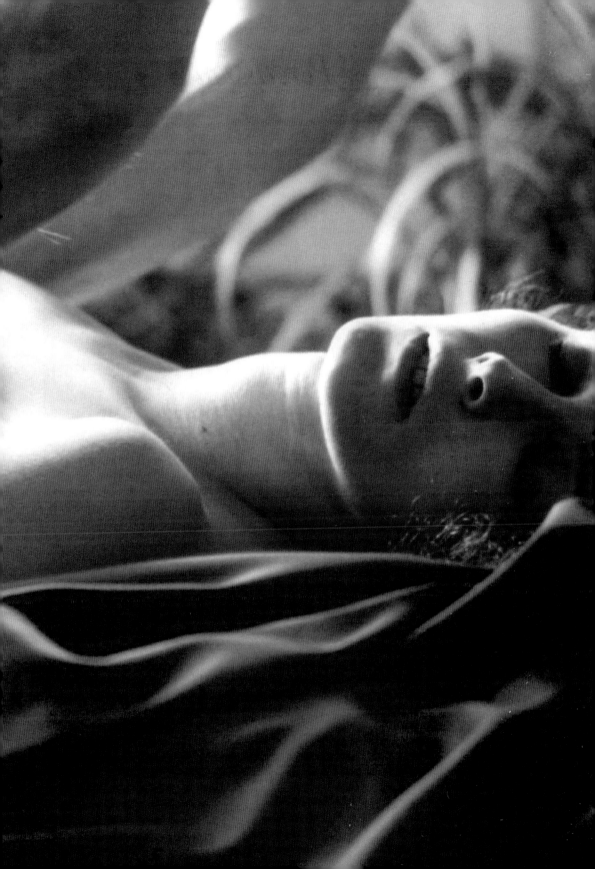

{第十二章：搥打式按摩}

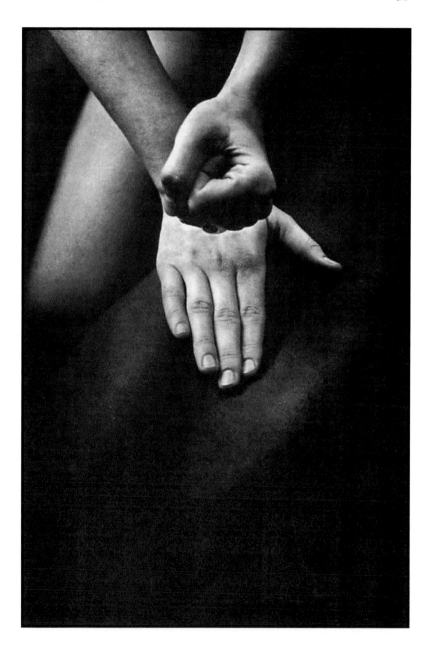

按摩會造成疼痛的想法不僅是錯誤的，而且也早已過時。腳底按摩（Deep Zone）（一種有時對腳部施加強烈壓力的民俗療法）和羅夫結構整合療法（Rolfing）*（一種極度痛苦的肌肉治療）等技巧其實與按摩毫無關聯。既有的醫療方式和諸如此類痛苦的「替代療法」一直伴隨著我們，並且在性壓抑的維多利亞時代下尤其風靡流行。

*譯註：羅夫結構整合療法（Rolfing）創始人 Ida P. Rolf 是位生物學家，以肌筋膜理論設計一系列徒手治療系統，重新調整和平衡整個身體，讓患者從日常不良的習慣、創傷中解放出來。

如果您的夥伴需要被這樣疼痛地對待，那按摩可能不會是他要的。按摩本身會帶來舒服的感覺，即便是搥打式這樣的「暴力」按摩動作，如果使用得當，並在相當克制的情況下執行，仍會帶來很好的感官享受。這類型的動作也能將血液帶到身體表面並放鬆緊繃的肌肉。

當您進行按摩時，您會與自己交流。但緊繃的身體是無法感受到您按摩技巧的細微獨特。除非有嚴重的身體問題而導致極度緊張，否則只要15分鐘的按摩，即使是最緊繃的身體也會開始放鬆。有些人已經把這種緊張視為生活的一部分了，當您能放鬆打結的背部和腿部肌肉來消除緊繃感時，肯定能讓您初嚐日日好眠的美好。

15分鐘的搥打式按摩所帶來的效果是相當出色的。如果您的夥伴從沒體驗過，而且喜歡透過飲酒或藥物來獲得放鬆的話，這將會讓他發現另一種全新的放鬆方式。

如果您打算將搥打式融入一般的按摩中，請在開始時直接用於夥伴的背部按摩上。雖然有些人喜歡享受幾分鐘結合背部按摩的搥打式按摩，但這其實會破壞長時間按摩的平穩、舒緩情緒。去感受您的夥伴。如果他真的很緊繃，那麼在您開始按摩時，進行幾分鐘的搥打式按摩可能會幫助他更加享受接下來的1個小時。🌿

搥打按摩

經過一天辛勞的工作，或是處於緊繃的情緒壓力之中，背部肌肉有時會無法放鬆。當您去按摩這一塊之後，您就會感覺到它們逐漸鬆弛。用一邊的手從脊椎底部的某一側開始搥打另一隻手的手背，緩慢、有節奏地向上搥打。接著再從脊椎頂部以相同的方式向下移動，但將打擊次數加倍。接著處理脊椎的另一側，然後沿著脊髓本身上下移動搥打。您可以繼續搥打整個背部，甚至再提高2、3倍搥打的頻率次數。在您感覺到任何緊繃的地方進行搥打按摩，讓這些地方變得鬆軟且舒服。

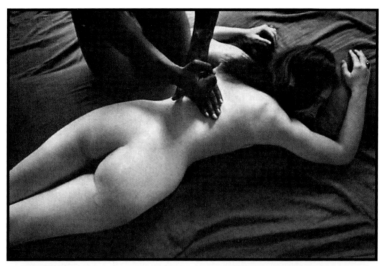

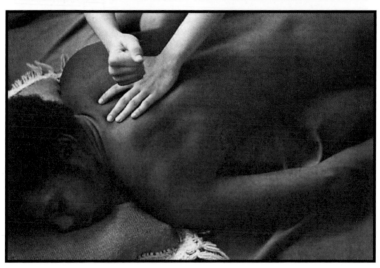

指關節敲擊

　　指關節敲擊是從搥打按摩變化而來的，當您希望提升搥打速度時，這個動作會特別地管用。由於您的雙手會分開使用，因此很容易去設定一個快速且頻率平均的按摩節奏。使用雙手指關節的平坦部部位快速交替地搥打背部。小心不要用手指尖凸起的關節處去撞擊背部，請針對搥打按摩的部位去進行，但處理到脊椎時要再輕一點。

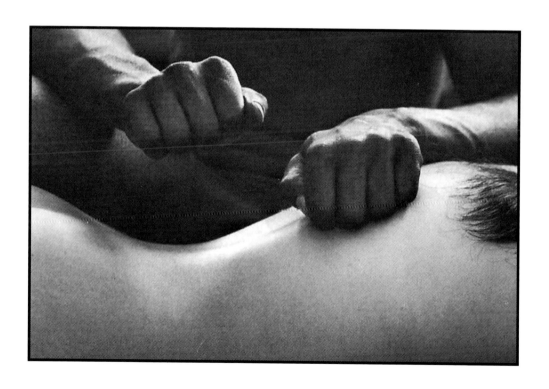

手刀按摩

　　這是您會常在東方電影中看到的令人印象深刻的橋段。與其他搥打式按摩不同的是，它幾乎可以對身體的任何部位產生效果，尤其用在背部的感覺最好。請將第二、第三和第四根手指併攏，小指朝下以吸收部分的劈擊。一隻手一次劈一下，當您劈打時，您應該會聽到小指的拍打聲。手刀按摩就像打鼓一樣，如果您做對了，它聽起來很順暢且整齊，就像一段流利的鼓聲。請用與搥打按摩相同的方式來進行，但注意不要打到脊椎本身。一般來說，大多數按摩動作都應該遠離脊椎本身。另外，當您還在學習如何進行時，無需擔心您的速度。更重要的是均勻地讓動作覆蓋整個背部。

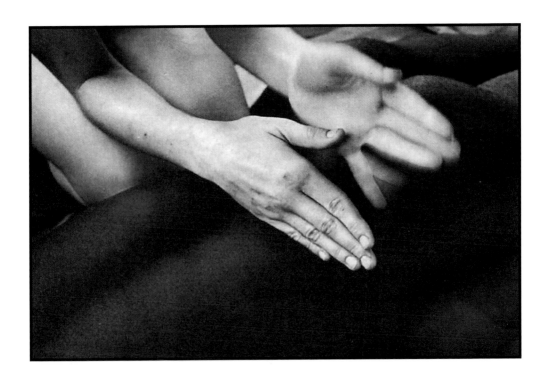

手肘搥打

　　手肘搥打是最激烈的搥打式按摩動作。如果夥伴的體型比您大得多，而您也想知道如何放鬆巨大的背部，這個動作可能就是解答。用您的一半手臂作為楔子，將肘部按入背部肌肉。用另一隻手的手掌拍擊您的拳頭（或者，如果您偏好使用掌根拍擊也可以），上下按摩與脊椎平行的長背肌，但進行時務必要遠離脊椎本身。

　　手肘搥打的動作很容易過度用力，所以請您不要太衝動，去感覺對方的需求，調整您搥打的力道。如果您正在按摩的身體體質偏弱或者患有慢性的背部疾患，最好直接跳過這個動作。

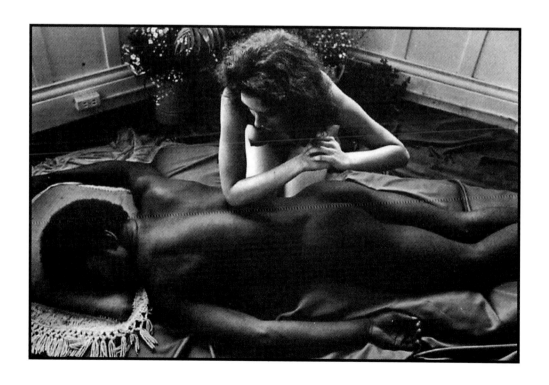

手拔罐

　　當它使用玻璃罐完成時（參見第十三章〈特殊效果：拔罐療法〉），拔罐時會在玻璃罐下方產生部分真空，進而拉提背部的肌肉。手拔罐可以在整個背部和腿部產生近似相同的效果。將手拱成杯狀、手指併攏，沿著脊椎兩側拍打（一樣按照基本的搥打按摩方式）。當您每次搥打後將手從伴侶的身體上舉起時，您都會感到肉體的隆起。這個動作絕對是聲音最響亮的按摩法，希望藉此喚醒一個無精打采、感覺遲鈍的身體。🌿

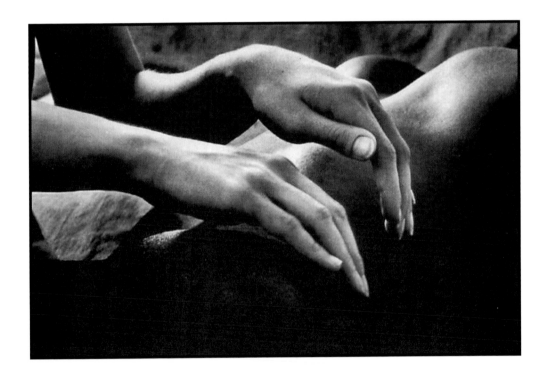

摘捏法

　　您只需要用指尖在夥伴的背部和腿部輕按出淺色的痕跡。每次按壓背部時，順便捏起一小塊肉，並輕輕地擠壓。同樣地，您可以改變脊椎兩端的速度和節奏。尤利烏斯・凱撒（Julius Caesar）也喜歡在背部和腿部接受這種按摩，這對那些高度自負的人來說再適合不過了。🌿

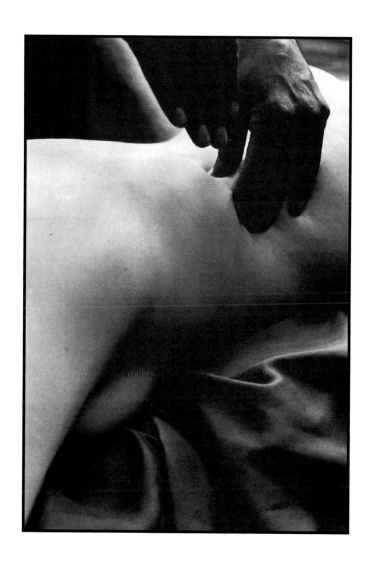

【第十三章：特殊效果】

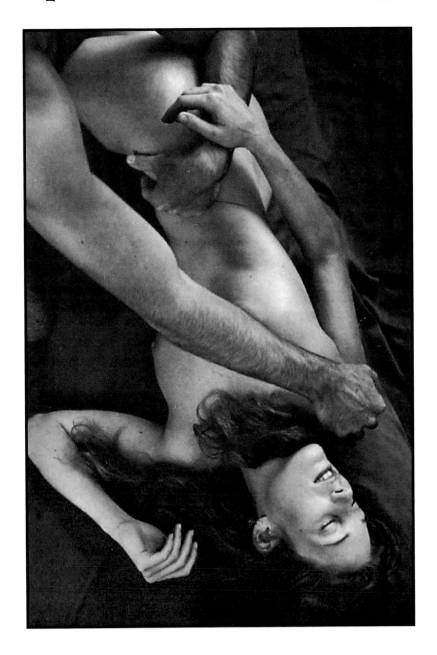

在完整的身體按摩過程中，您的夥伴只需要移動一次——當您腳趾按摩完示意對方翻身的那次。除了那個簡單的動作需要夥伴的協助之外，剩下的所有事情都是出自於您的雙手，而您所按摩的身體則能被動地獲得按摩的感官效果。

然而，有些動作會改變身體按摩的柔和共鳴。它們沒有被納入本書的一般按摩中，僅僅是因為它們產生的氣氛與其他按摩完全不同，我們稱之為特殊效果。

有兩種方法可用於這個部分。您可以根據夥伴的喜好一次將這些按摩動作結合到您的按摩技巧中，或者您可以使用特殊效果另外創造一個獨特、簡短的按摩法。由於這些動作都不需要油或粉末的輔助，因此它們的優勢在於可以適應幾乎所有情境。當關節被移動到某個奇特的位置時，您偶爾可能會聽到劈哩啪啦的聲音——但這沒什麼好擔心的。

某些特殊效果會產生非常誇張的效果，因此，假設您的夥伴會擔心自己的頸部裂開或膝蓋折斷，也許幾分鐘的輕鬆談話會讓對方平靜下來。但請記住，按摩不是嘴上功夫。請抗拒任何啟動長時間對話的誘惑，您的語氣遠比您的用字遣詞重要。

彎折頸部

如果您的夥伴有任何頸部或背部的問題，那麼頸部彎折就不是一個明智之舉。然而，一般來說這種小而令人滿意的動作可以舒緩頸部和上背部的巨大緊繃感。

讓頭部在一個接近半圈的幅度左右轉動，我們就先從簡單地感受這條轉動的弧線開始。慢慢地把您伴侶的頭從一邊轉到另一邊，去練習頭部在頸部平穩轉動時的感覺。您並非是在浪費時間；人們平時喜歡抬頭、轉頭。在這個動作之下可以暫時讓其他人承擔自己的大腦和頭骨的重量，藉以獲得心靈的放鬆。潛水員和太空人所體驗到那種奇異的失重感，非常接近這種動作所帶來的漂浮感，轉動直到頭部感到放鬆和柔順。

牢牢扶住頭部和頸部——您需要小心地控制這個動作，用左手撐住頭骨底部下方的上頸部；用右手扶住下巴和臉頰。轉動頭部時，將頭部從頭骨後方微微抬起。接著慢慢地向左轉動，直到感覺到肌肉的阻力為止。在這個阻力點停下來，再輕輕地以微小的弧度來回搖動頸部。您可能會感覺到收緊的頸部韌帶開始有點被伸展開來。

雙手反向操作，將伴侶的頭直接轉向另一側。緩慢地轉動，保持恆定的節奏。當您感覺到弧線另一端的阻力點時，開始輕柔的搖頭動作。

成功的頸部彎折技術通常取決於您在轉動頸部時感知阻力點的能力。在此過程中需避免突然或急促的動作，不要讓您的伴侶在過程中「幫忙」，您得完成所有的抬提和轉動。如同大多數的按摩動作一樣，一旦熟練了，頸部彎折就沒有好怕的了。

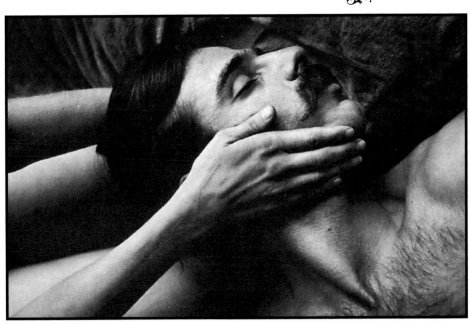

頸部伸展

　　身體充滿凹陷處和「把手」，使按摩變得容易進行。其中一個凹陷處位於耳朵後面與頭骨底部之處，非常適合用來伸展頸部。用一隻手的掌根壓入這個地方，同時用另一隻手握住肩膀。當您用手掌根按壓此凹陷處時，請您固定好肩膀，並將頸部拉伸到阻力點。將頸部兩側各拉伸 3 次。您只需要輕輕地拉伸，並在拉伸後用指尖刷過頸部兩側，人們喜歡被刷撫頸部的感覺。

頸部拉提

　　頸部拉提是一個看起來很厲害的按摩動作，雙手手掌朝上相互交疊置於頸部下方。當您抬起大約 15 公分時，小心別讓頭部往後撞擊地面。保持這個姿勢數到十，然後非常緩慢地放低頸部，頸部拉提的感覺也和這個動作的樣子一樣厲害。

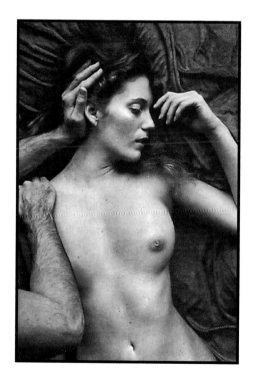

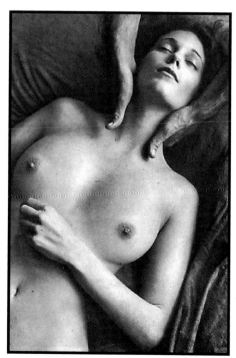

背部扭轉

　　如果您打算嘗試這個動作，請再次確認您的夥伴沒有嚴重的背部問題，這個動作會作用到骨盆帶並矯正脊椎骨。請從肩部和臀部開始進行，您的伴侶會感覺到整個脊椎的緊繃感被均勻地緩解。如圖所示，將手肘側邊壓在臀部上，朝您的方向按壓，同時對著夥伴的肩膀上往反方向施加同樣大小的力道。緩慢而輕柔地按壓超過阻力點3次。當您看著背部在雙手之間優雅地扭動時，您可能會看到夥伴逐漸盛開的笑容，通常只有經驗老道的按摩師才會讓被按摩的人有這樣的表情。❦

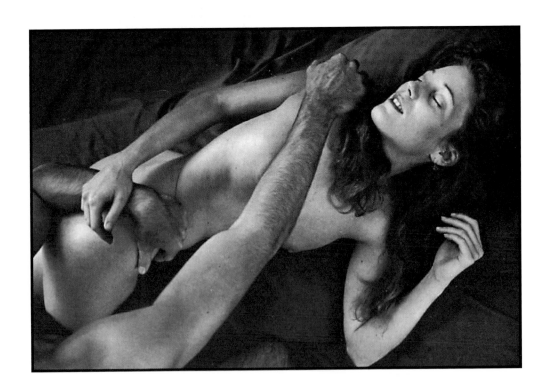

胸部伸展

對於想要拉提和緊緻胸部的女性來說，胸部伸展是一項很好的運動，用在男性身上則能強化上軀幹的長肌肉。讓您的夥伴背對著您側臥，將手放在手臂下方，手掌壓在背部中間。用左手靠在腰背部上以固定身體，右臂向下壓住夥伴的手臂。當您往後彎曲右手臂時，夥伴的胸部肌肉便會收緊。按壓到剛剛超過阻力點，維持不動片刻，然後慢慢地鬆開。通常您會在兩側各拉伸胸部3次，但如果您是想要達到某些特定的目的（如緊緻胸部），就以6次胸部拉伸作為開始，然後在日復一日的按摩過程中逐漸增加到20次。如此一來胸部伸展就會像其他幾種特殊效果一樣，可以用作有效的「被動性鍛煉」。

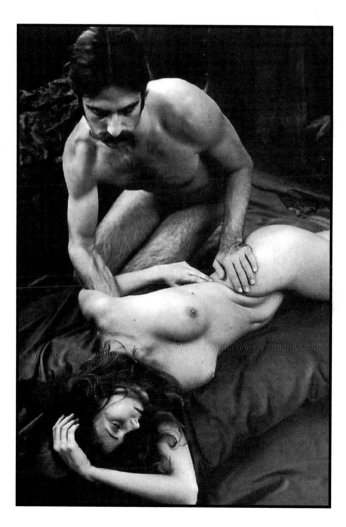

背部伸展

　　這是一個簡易的背部矯正，通常可以同時緩解肩部和臀部的不適。進行時，一隻手的掌根向上按壓肩胛骨的下側。同時用另一隻手的掌根按壓對側的髂嵴*處，這兩塊骨頭通常都很突出，您可以很輕易地感覺到它們。請記住，您只是觸摸每根骨頭的側邊，避免直接下壓臀部或肩胛骨。此動作需將兩側背部各拉伸3次。

*譯註：髂嵴為髂骨翼的上緣，約於臀部與腰部的連接處。

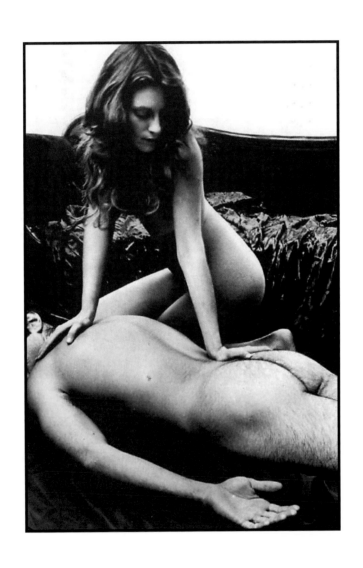

彎折手臂

如圖所示，將每隻手的手掌併攏置於肩膀上方，然後將手臂放在肘部下方和伴侶的肩膀上。當您從肘部下方抬起並旋轉手臂時，用肩膀上的手來固定住手臂。向每個方向旋轉3次，然後將夥伴的手臂往上按壓至阻力點3次。這個簡單的按摩動作可以鍛煉到上臂兩側的肌肉。對於做大重量重訓的人來說，做這個動作會特別舒服。

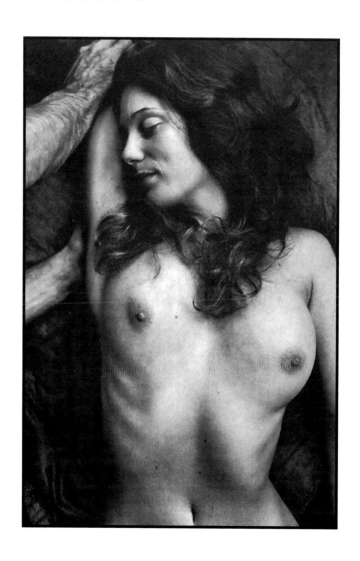

肘部拉提

由於上背部通常是緊繃感的源頭，若您能在按摩過程中多處裡這個部位，您的夥伴會很感激您的。當您的按摩對象總是抱怨頸根部感覺僵硬時，您可以直接將肘部拉提融入背部按摩的其中一個環節。它之所以不被含括在一般按摩療程中，只是因為它需要重新針對手臂和手做不同的按摩

處理。此動作是將伴侶的手折疊起來，手掌朝下，放在頸部下方。將兩個肘部抬起幾公分並將它們拉撐至阻力點。抬起和拉撐的過程需進行4次，藉以伸展上背部和腋下的肌肉。肘部拉提是其中一種可能讓夥伴輕聲呻吟的動作，因為做起來的感覺真的很舒服。🌺

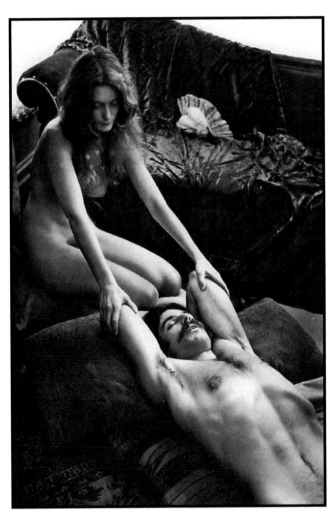

全腿按壓

全腿按壓能夠伸展和鍛煉從臀部到膝蓋的後腿肌群，您和夥伴會再次一起移動身體去進行這個動作。現在要像共舞時一樣密切留意夥伴的身體，請以跪姿，將雙腿置於大腿和小腿的內側，向前推壓整條腿。通過緩慢地向前移動將整條腿彎曲到阻力點。在第3次也是最後1次推壓時保持不動，默數到十再慢慢地往後退。

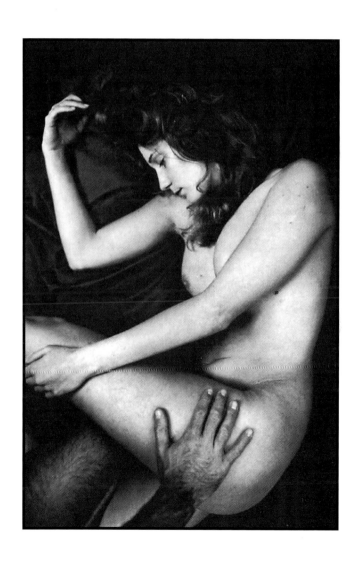

按壓手臂

依次將雙手的手臂往夥伴的胸部按壓，直到您感覺到肌肉收緊為止。返回時一定要雙手握住手臂，以提供手臂足夠的支撐。

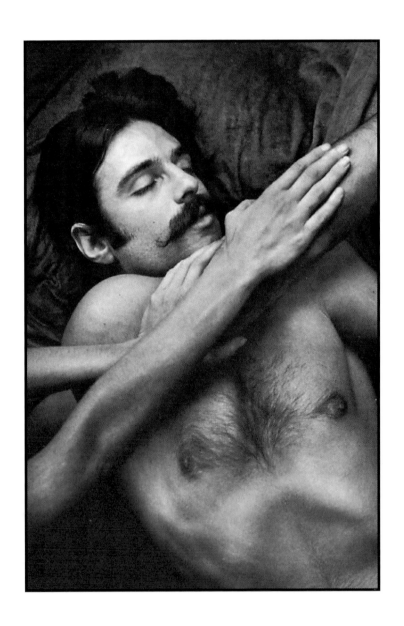

肩部拉提

　　溫柔地沿著頭部的側邊扶住夥伴的頭部，並同時從手臂後方扭轉，如下圖所示。雙手牢牢固定好這兩個位置，慢慢往前傾斜，並在移動時感覺肩膀抬起。🌿

膝蓋拍合

　　膝關節彈響是少見需要夥伴協助進行動作之一。將膝蓋分開約15公分並撐住膝蓋，並要求您的夥伴盡可能用力將膝蓋併攏。儘管您的伴侶往內出力，但您還是要繼續保持雙腿分開，讓肌肉緊張。再15秒後突然鬆開膝蓋，使兩膝猛烈地碰在一起。這種突如其來的膝蓋拍合動作可以使腿根部的關節接合順暢，只要做一次就能奏效。🌿

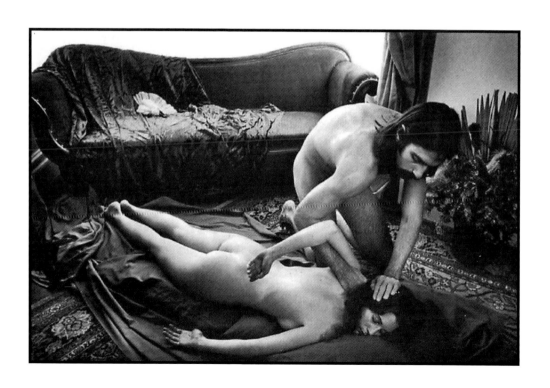

伸展大腿

要伸展大腿，就必須將自己環繞夥伴的大腿。彎曲您的手和手臂去環繞夥伴的大腿，用您的另一隻手臂固定好您的夥伴，您可以藉由將手的扁平部分壓住腰背部來做到這一點。當您慢慢地向一側傾斜時，從臀部到腳的整條腿都會跟著您抬起，以此壓到阻力點4次。

刷撫

大多數體毛茂盛的男人仍然不知道刷撫背部和胸部有多舒服。請使用帶有柔韌刷毛的小刷子，有節奏地梳理毛髮，您可以根據自己與夥伴的感覺來創造或變化動作。塑膠製的嬰兒用毛刷或軟毛刷的效果也很好，但是請避免使用硬毛刷。刷完後，試著輕輕搥打他的背部和腿部。男性會特別喜歡在身體被酒精擦拭乾淨之前被刷撫的感覺。

滾輪按摩

使用橡膠製的滾輪或家用擀麵棍上下按摩背部和腿部……舒服！

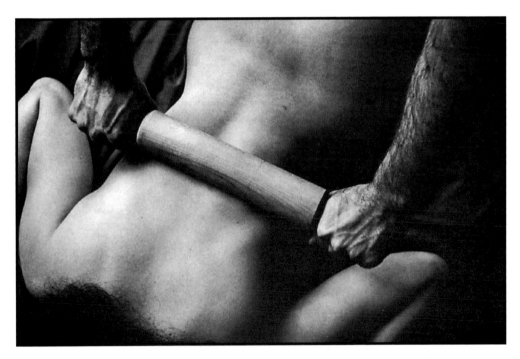

振動按摩器

雖然我通常不鼓勵使用按摩工具，但是振動按摩器的效果根本無法徒手複製。一個品質好的振動按摩器需要25到50美元，擁有一個振動按摩器會讓您很慶幸自己出生在20世紀。

如下圖所示，繫好振動按摩器。將您的食指和中指放在第一個環中，再將所有四個手指穿在第二個環中。將第二個環的外繫帶繫在拇指根部，以將機器固定在您的手上，請留意讓電源線遠離按摩區。

請進行全身性的按摩，請用您的指尖來處理手掌不易按到的地方。振動按摩器會產生相當強烈的衝擊，所以您其實不需要在乎該怎麼開始下手按摩。當您準備就緒時，請專注於頭皮、後頸、脊椎（使用指尖按摩）和足部。一些按摩師喜歡用5分鐘的振動按摩器開始按摩。女士們絕對會對此愛不釋手，如果這是她的第一次按摩，她可能會驚訝地發現按摩療程中並非只會使用振動按摩器。但是，如果她真的很喜歡振動按摩器，那麼您可以藉由振動按摩器為她做更多的事情，讓雙手都戴上振動按摩器來進行也不錯。

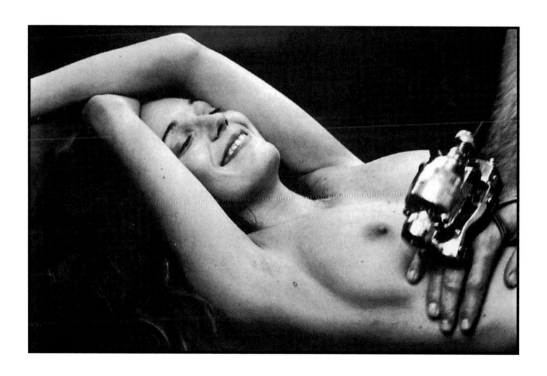

拔罐

至少在過去的2500年中，中醫經常會使用動物的角、竹筒、鈴鐺和燒焦的陶罐進行拔罐療法，藉以治療感冒、腹瀉、頭痛、腹痛等其他許多疾病。這種奇特的技術在現代會改用常見的玻璃罐來吸提肉質部，並在身體上大部分柔軟且寬闊的部位的地方使毛孔打開。以下說明其作用的原理：

在8公分高的玻璃罐中燃燒一些被油或酒精浸泡過的棉花，當玻璃開始變得很燙時，取出燃燒的棉花。讓玻璃罐冷卻到剛好可以將其罐口朝下放在身體上，當玻璃內的空氣冷卻時，玻璃罐就會收縮，並對皮膚施加強大的吸力。肉質部會非常顯著地被拉提到罐中。經過10到15分鐘後，將杯子（或多個杯子）往一側傾斜。

即使您沒有任何疾病困擾著您，拔罐的舒服感受也足以證明其使用的好處。

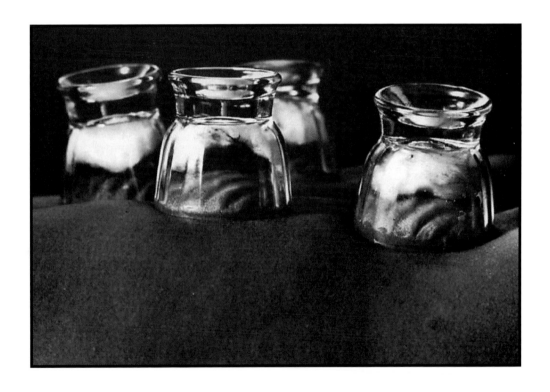

使用凡士林拔罐

在您夥伴的背上抹一層薄薄的凡士林，用8公分高的空玻璃罐向下壓入背部的軟組織。當您非常緩慢地提起玻璃罐時，您會看到裡面的肉慢慢在上升。透過按壓和抬起玻璃罐來練習看看，直到您能確切掌握在皮膚脫離罐子邊緣且肉質部回彈之前，您可以將玻璃罐往上提多高。您需要在這個臨界點到達之前停止提起玻璃罐。距離會根據夥伴背部的狀況而有所不同，但一般來說此臨界點通常會在1.27公分（0.5英吋）左右。

接著提起玻璃罐並非常緩慢地將其滑過背部的軟組織。如果您能遠離脊椎和肩胛骨部位，您應該能夠繼續圍繞背部進行一次5分鐘或更長時間的拔罐療法。滑動玻璃罐的療癒感實在難以言喻，讓朋友在您身上試一試便能知曉。

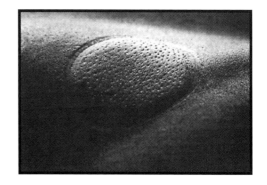

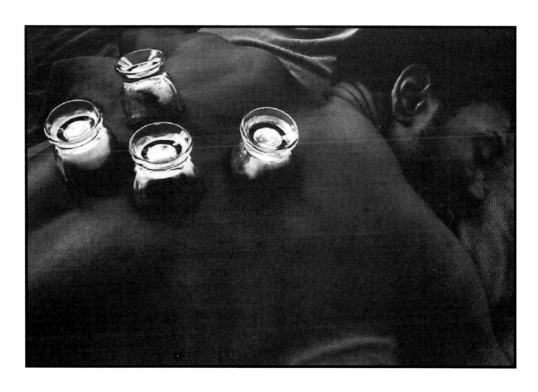

竹劈按摩

除非您去過中國當地的村落，否則您很可能從未見過像竹劈這樣的技術。此技術在當地有時會被作為完整的按摩治療。使用剃刀或非常鋒利的薄刃刀具在兩根約90公分長的竹竿末端切出六個25公分的小凹槽。

牢牢握住竹竿，用切出來的凹凸不齊的末端輕輕劈打背部。劈打時需遠離脊椎，但整個背部和腿部都要劈打到。背部和腿部再次成為您的演奏樂器，請把它們當作一組高級的鼓一樣輕柔地演奏。如果節奏聽起來順暢的話，那身體的感覺應該也會很好。

團體按摩

這是您能明白為什麼擁有30個妻子的波利尼西亞（Polynesian）國王總是滿面春風的機會，兩個人（或多人——您得想辦法安排）可以為一位夥伴帶來一個完整的按摩。進行時用幾個碗盛上油，放在方便共用的地方。

讓兩位按摩者從相對的位置一起去按摩手臂、腿、手腳，並且要一起進行循環和排空按摩等長時間的按摩療程。若是時間比較短的按摩療程，則是著重於身體的小部位的按摩，因此您們不需要使用相同的按摩動作。團體按摩最重要的是保持力道的均勻、全程保持安靜，要說就讓您們的手說吧！

懷孕

　　如同所有具開創性的經歷，懷孕是一種巨大的喜悅也是巨大的壓力。按摩不僅可以減輕女性身體的壓力，還可以讓她的男人直接參與他未出生的孩子的成形。如果按摩師遵循一些簡易的預防措施，那麼像我們之前描述的那樣，完整的全身按摩會在整個孕期很好地發揮作用。腹部按摩在懷孕前3個月時進行是沒問題的，不過，在這些按摩上要輕柔一點——沒有深層的揉捏或劇烈的力道。最好跳過搥打式按摩動作和腿部幫浦按摩，因為這些動作會對腹部施加額外的壓力。按摩下背部時也要特別小心，在懷孕前3個月按摩此部位能夠達到最佳的紓壓效果。在那之後，這個部位建議只用輕微的、淺層的按摩方式，並專注按摩身體的其他部分。幫乳房和腹部均勻地抹上油，讓孕婦為懷孕期間會發生的皮膚拉撐做好準備。

　　如果醫生認為她的產檢一切安好，您可以在分娩3天後再次開始為她按摩。首先只著重手臂、腿和頭部。到第10天，或者當她可以側身及腹部感覺舒適時，應該就能開始輕微的背部、胸部和腹部按摩。分娩後的按摩可以抵消因少動所致的全身虛弱。它可以強化全身的肌肉，尤其是腹部和骨盆底肌。許多女性在分娩後感受到的強烈憂鬱不一定是心理上的問題。很多時候，其原因可以追溯到分娩後的過度肌肉疲勞。使用按摩恢復肌肉張力，幾天後她可能就能再現悅容。✿

嬰幼兒按摩

寶寶喜歡被撫摸。他們喜歡到有時會對您對他們隨意的擠捏做出反應，就好像這是在按摩一樣。請不要對嬰兒進行完整的按摩療程，或是一連串的按摩動作。只要您開始揉搓他們，不久寶寶就會開始摸自己的背。

有時候他們會因為某個按摩動作而突然笑了起來。如果當您幫浦擠壓寶寶的腿，而寶寶開始哭了，那您就要停止動作。請將按摩變成一種與寶寶同樂的遊戲，藉以讓他對按摩產生良好的印象 。

除了偶爾親吻或拍拍背，許多父母在5、6歲後就不再撫摸他們的孩子。為什麼不對您的孩子溫暖的互動？這有助於他對自己和其他人保有良好的感覺。在夜晚時是孩子們最喜歡按摩的時刻，因為一整天下來他們已經累了，節奏也逐漸放慢了下來。如果您的孩子在按摩途中掙脫，就讓他們掙脫吧！他們最終還是會回來的。

希望在某一天，孩子能夠在小學的體育課中學習怎麼按摩。體育課中的那些競技運動教他們如何征服他人，而學習按摩則勢必能有助於舒緩競技運動中所需要接受的訓練疲累。

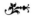

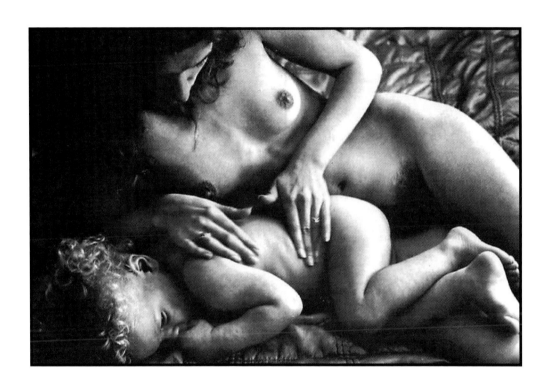

【第十四章：情趣按摩】

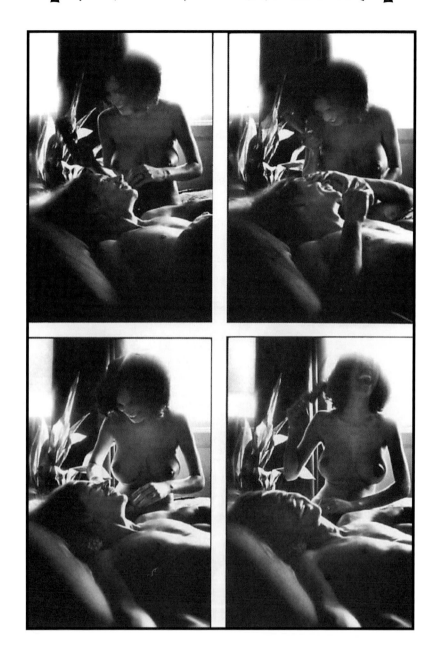

每家書店都有販賣現代性愛指引，裡面充斥著關於「新潮的性愛技巧」的建議。他們聲稱，只要我們知道操縱異性身體的正確方法，我們所有人都可以成為風情萬種的戀人、超級大師。在偉大的美國傳統文化中，我們可以透過許多資訊去掌握使用機器的技巧。首先，完整的零件清單是掌握機器使用的第一步。那些現代性愛指引認為，對解剖知識的缺乏是造成性問題的主要原因。因此我們得先了解所有器官部位的名稱和功能。關於這些資訊應該在家裡還是在學校獲得的爭論正發燒著：您的孩子究竟應該在哪裡學習所有器官部位的名稱和功能？我們被說服：一個極品戀人熟知按下哪些按鈕可以如願地成功使人上鉤；可以營造美好的前戲、並且高潮不斷。

儘管有這些華麗庸俗的承諾，但在地球上，您不可能會對不在乎您的人慾火焚身。情慾是一種在兩個人之間流動的力量，在您與對方天雷勾動地火之前，它通常是明顯且真實的。它與部位、稱號或得當的技巧完全無關。本書的這一部分是為那些能感覺彼此的人準備的——戀人們。以下是其他戀人們曾經使用過的一些方式。

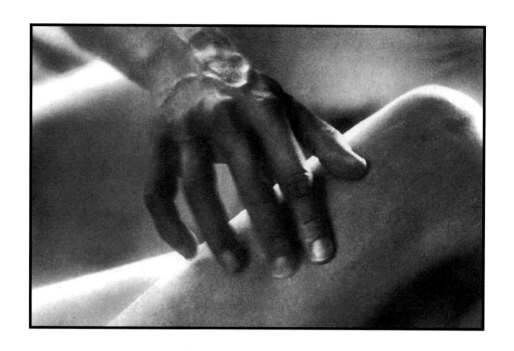

在您愛人的全身上下撒上一層香粉。沒有揉捏、
沒有劈擊、沒有搥打，只是指尖的輕撫。

您知道您男人的感受；
您知道您女人的感受。
我想由此開始對您們傾訴……。🌿

撫摸他耳裡，輕輕地、緩慢地用一根手指繞著。
均勻地沿著耳緣繞著，撫進耳垂下方小小的半月。您
可曾觸摸過他這個地方嗎？以後也許他也會以同樣
的方式觸摸您。🌿

撫過她的眼皮，她的眼睛仍然闔閉著，並感受著
您的手。撫摸她的嘴唇，在她光滑的臉頰上撫畫著小
圓圈。用三個指尖撫摸著她的頸側。🌿

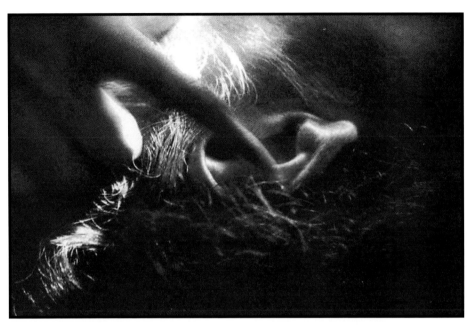

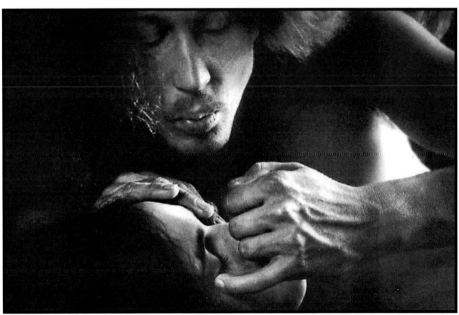

您在他頸邊的灼熱氣息，朝著他而去。用兩個指尖撫過他的手臂內側；用您的舌頭環繞著他的乳頭⋯⋯。

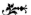

在她的兩側以八字形撫摸她的乳房兩側。將一根手指按入她的肚臍，您的氣息朝著她的乳頭而去⋯⋯。

您的氣息貼著他的腹部。用您的舌頭環繞他的肚臍——灼熱氣息散落在赤裸的皮膚上⋯⋯。

輕輕地咬她的膝蓋窩，用舌頭撫摸她的大腿內側。按壓著兩片臀，感受她的舉動⋯⋯。

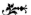

您的舌頭在他的脊椎上下來回遊走⋯⋯用兩根手指輕輕撫摸他的肩頂。用您的乳房撫過他的後背⋯⋯。

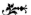

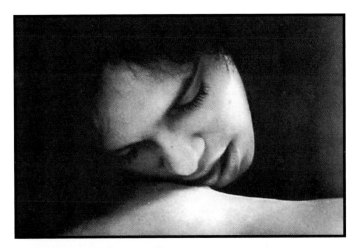

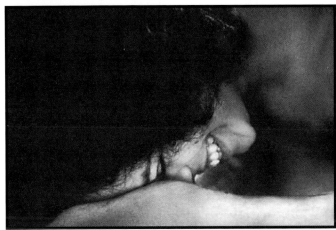

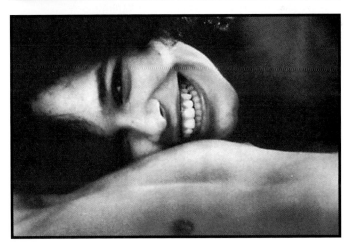

用指尖撫摸她的大腿內側。抬起她的膝蓋，再次
撫摸她的大腿，再摸一次。讓手指在她的腳趾間按揉
著……。

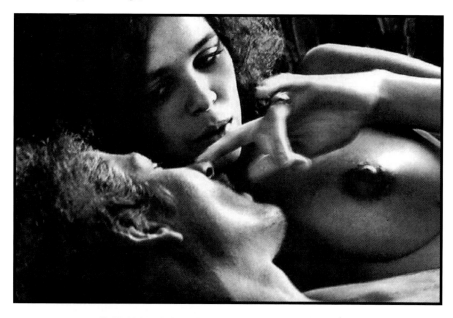

撫摸他的手掌根和手指根部下方的隆起部位。用
一根指尖輕輕觸摸那裡……。

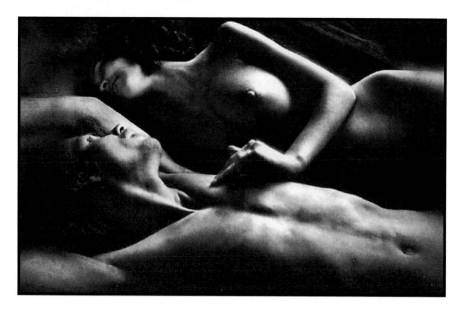

感受她在您手邊的呼吸。她脖子上的脈搏，光滑
的乳房，黑色的頭髮纏繞在您赤裸的手臂上⋯⋯。

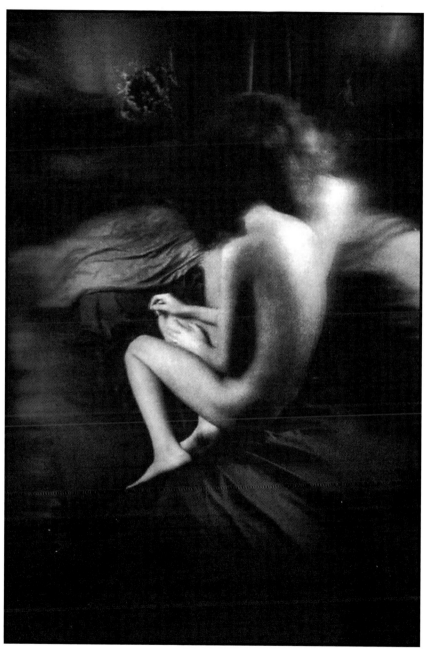

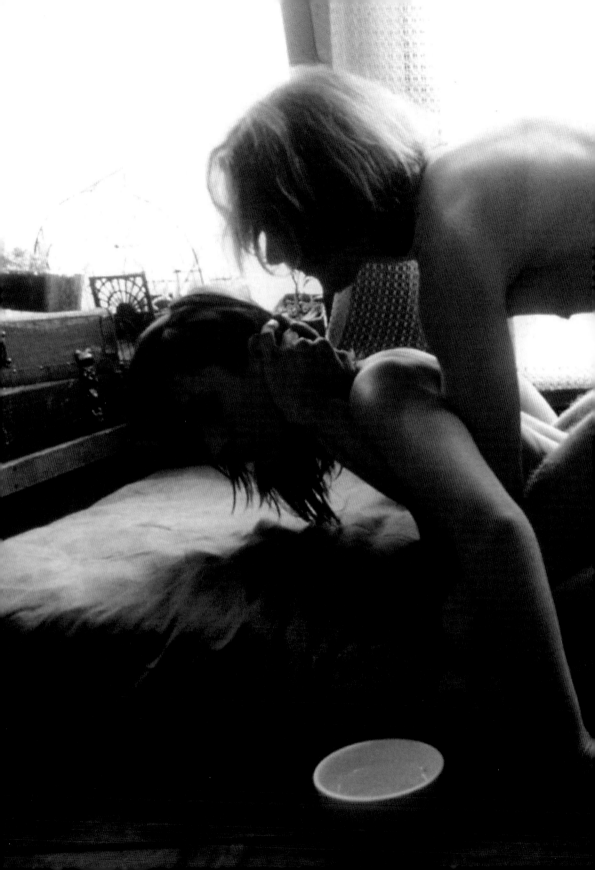

附錄 *4*

【附錄一：附件】

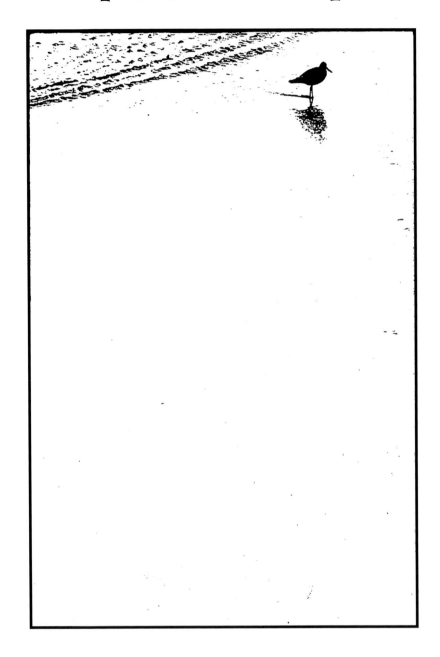

按摩桌

如果您想將按摩作為日常或每週例行的興趣以融入您的生活，那麼有一張按摩床在家會是不錯的選擇。能有一張按摩床（桌）可以解決在地板上按摩的麻煩，實際上也能讓您的夥伴更加滿意。此圖所示的簡單設計既堅固又實惠。這會比您的汽車、電視或立體音響更耐用，並且比它們三者所能帶給您的樂趣還要多。

請確保所有表面都被澈底打磨過了。您可能需要先把木材漆好，因為精心設計並建造的按摩桌會是一件功能齊全且精美的家具。無論您在此基本設計中添加什麼細節，請小心別讓您的按摩桌最後看起來像一套醫院用具。做好的按摩桌應該能令人感到溫暖且具吸引力的，如果您有一些閒錢可花，也可以用合適的緞面床單罩住您的按摩床墊。

按摩桌的長度應該要長到足以支撐整個身體。76公分寬的床墊可以讓您夥伴在仰臥時，手臂能夠舒服地擺放在身體的兩側。當他轉身趴臥時，需將雙臂彎曲，使它們能自然懸垂在桌子的兩側，而76公分寬的床墊則能支撐住整隻手臂。如果您正在為小孩子按摩，請將您的按摩桌設計成足以支撐您孩子彎曲的整隻手臂。您可以使用按摩桌的層架放置按摩油、香氛用品、毛巾、振動按摩器和其他小工具。請將按摩桌置於溫暖安靜的地方，以便您可以輕鬆地進行多部位的按摩。

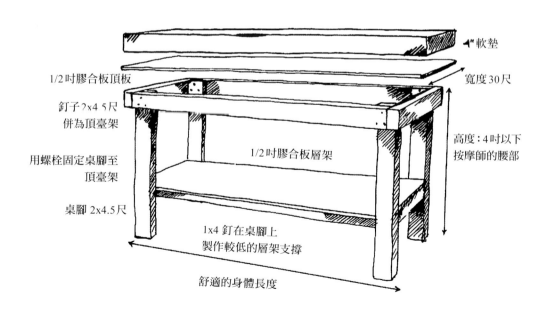

1/2吋膠合板頂板

釘子2x4 5尺併為頂臺架

用螺栓固定桌腳至頂臺架

桌腳 2x4.5尺

1x4 釘在桌腳上製作較低的層架支撐

舒適的身體長度

軟墊

寬度30尺

1/2吋膠合板層架

高度：4吋以下按摩師的腰部

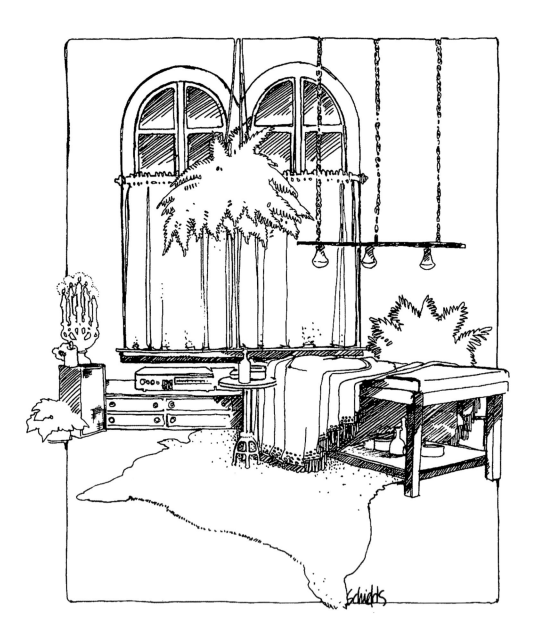

按摩室

盡量讓房間保有柔和的感覺，房間的設計大多得看個人的品味，大多數人固定會習慣放置蠟燭、香氛和油燈。如果您願意，也可以把它們裝設在天花板上。帶上耳機來點背景音樂也是很好的點綴。厚毛毯和枕頭、白天柔和的陽光、窗戶上的彩色玻璃、植物和花卉，按摩室裡的一切都應該能夠讓感官愉悅。

將房間或房間的一部分留作按摩室後，便可以安裝紅外線燈（不是紫外線日光燈）來溫暖您的夥伴。在按摩開始和結束時，在身體的正面和背面進行 5 分鐘的曝晒，將一種舒爽且具穿透性的溫暖散布到整個身體。很多時候，這個簡單的動作就會大大提升按摩的效果，因為它可以提前讓您的夥伴放鬆，讓他更容易接受按摩的動作。

在按摩桌上方的架子上掛三盞紅外線燈。調整燈的高度，使它們產生的三個光環足以均勻地覆蓋整個桌子。通常76公分到90公分的高度就足夠了。再講究一點的話，您還可以安裝可調整位置的燈具，以便在您按摩時能將燈升高過頭頂，當您想為伴侶取暖時，則將燈降低。其中一種方法是將在吸頂燈安裝機械裝置，使燈可以隨意升降。

若您偏好固定燈具在按摩桌的某一處，請在線路中安裝調光裝置以改變光熱強度。當您將燈的開關調低時，燈會變冷，發出嗡嗡聲，且燈會轉為暗紅色。當您使用任何類型的加熱燈時，需要注意當夥伴感到不舒服時，請立即關燈。切勿在身體兩面使用燈照超過10分鐘，並務必讓燈保持皮膚至少45公分左右的距離。請在按摩前和按摩後使用燈照發熱，而不是在進行按摩的時候。

還有其他附加設備能使按摩室舒適且方便，在上層燈架的中間或靠近桌子的地方設置一個給振動按摩器使用的電源插座。一定要設置好插座的動線，以免振動按摩器線垂掛在夥伴身上。靠近按摩台的小矮桌可做為一個方便的延伸平台，以便放置按摩油、香氛用品和酒精。按摩室也應該靠近水槽和浴缸或淋浴間，整體保持溫暖、安靜，以遠離這個世界的喧囂。

【附錄二：按摩史】

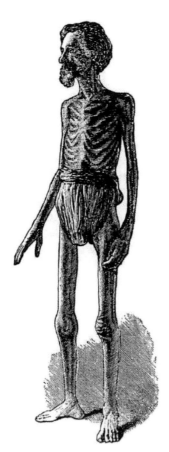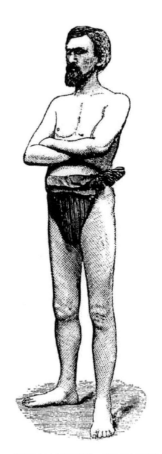

如圖 41. 來自照片。顯示患者在 Playfair 醫生開始按摩治療之前的狀況。

如圖 42. 來自照片。顯示八週按摩和餵食後患者的狀況。

（摘自托馬斯・蘭黛・布魯頓（T. Lauder Brunton）博士的《消化障礙》
（Disorders of Digestion）。）

格雷厄姆（Graham），引用同上之著作。

講真的，令我們驚訝的是，生病的人都會說他們很好。作為歐洲人，我們認為我們已經把治癒的能力交給了醫生和牧師，但它卻仍存在於我們的手中。……畢竟治癒力原本就來自於我們自己，我們所擁有的治癒力也比我們想像的還要巨大。

——卡貝薩·德·瓦卡（Cabeza de Vaca）註6

有很多方法可以讓人們不用藥物、不用語言、不用祈禱就可以治癒彼此。2000多年來，醫者記錄了這些方法，而情人、巫醫和妓女們默默地實踐著這些方法。在最早的記載中，人們會使用按摩來互相祝福。

「在她為他洗完澡，為他抹上橄欖油，為他披上一件漂亮的外衣之後，他從浴室裡出來，姿態有如永生的神靈。」

——荷馬。註7

科學與人文主義的完美融合在古希臘時代蓬勃發展，因為每個人都有充足的時間。哲學家們將畢生精力投入到一次周密交錯的對話啟示中。醫生會花上幾個小時為一位抱怨肌肉和關節酸痛的患者治療。公元前5世紀，希波克拉底（Hippocrates）*的其中一位老師希羅狄克（Herodicus）**，利用按摩來延長老年患者的生命。他的方法十分成功，以致於柏拉圖甚至責備他延長了老年人的痛苦生活。儘管有這樣的批評，他還是定期給自己按摩，直到他104歲去世的那一天。註8

*譯註：希波克拉底（Hippocrates），約生於公元前460年。在其所身處之上古時代，醫學不發達，他卻能將醫學發展成為專業學科，使之與巫術及哲學分離，對古希臘之醫學發展貢獻良多，故今人多尊稱之為「醫學之父」。

**譯註：希羅狄克（Herodicus）是西元前5世紀的希臘醫生、營養師、詭辯家。他在希臘的各個城市行醫，認為運動和良好的飲食是健康的關鍵基礎，並使用兩者來治療各種疾病。他還建議使用有益的草藥和油進行按摩。

註6：哈涅爾·隆恩（Haniel Long），《卡貝薩·德·瓦卡之注》（Interlinear to Cabeza De Vaca），邊疆出版社（Frontier Press），賓夕法尼亞州，匹茲堡：1969年。第11頁。

註7：荷馬，《奧德賽》（The Odyssey），第1集，第3部，第446行。
註8：格雷厄姆（Graham），引用同上之著作，第5頁。

蘇格拉底覺得按摩對於人類生活的必要性僅次於維持人們生命的小麥與大麥。古希臘的醫生會將按摩作為主要的治療工具和減輕疼痛的手段。希波克拉底說：「醫生必須在很多方面都有所經驗，而在摩擦方面肯定也有相關的經驗。因為摩擦能束縛過於鬆弛的關節；使過於僵硬的關節放鬆……摩擦能長肌肉，但也能使部位損傷。力道大的摩擦能有接合的效果，力道輕柔的摩擦則能放鬆舒緩；過多的摩擦會導致部位損傷；適度的摩擦則會使它們生長茁壯。」註9 血液流動的原理在當時尚未被研究闡明，但希波克拉底卻強調朝心臟方向摩擦的重要性。2000 年後，威廉‧哈維*才展示了血液循環的原理，但卻也立即失業了。

*譯註：威廉‧哈維（William Harvey）英國醫生，實驗生理學的創始人之一。他根據實驗，證實了動物體內的血液循環現象，並闡明了心臟在循環過程中的作用，指出血液受心臟推動，沿著動脈血管流向全身各部，再沿著靜脈血管返回心臟，環流不息。

羅馬人，可想而知他們對按摩很熱衷。按摩在當時被視為一種非常有效的醫療技術，另外也常被妓女們活用。然而只有關於按摩的治療記錄得以倖存下來。西塞羅（Cicero）這位偉大的演說家、哲學家和政治家（公元前106-43 年）認為，他的健康既歸功於為他進行膏油儀式的抹油師，也歸功於他的醫生。定期按摩有助於改善他虛弱的健康狀況，最終改善他的健康狀況，並且克服語言暴力的缺陷。著名的倡導者普林尼（Pliny）從來都不是一位身體強壯的人，在他事業的巔峰時期，一場大病差點送他歸西。他接受了一位醫生的治療，該醫生藉由橄欖油擦拭患者的身體來治癒患者。經過治療，普林尼的健康獲得極大的改善，以致於他要求皇帝授予該名醫生（他與羅馬的許多醫生一樣是猶太人或希臘人）完全的羅馬公民身分。尤利烏斯‧凱撒（Julius Caesar）每天都會接受按摩以緩解頭痛和神經痛。註10

註9：同上之著作，第6頁。
註10：同上之著作，第10頁。

捶打式按摩技巧在羅馬享有盛譽，按摩師使用形狀有點像乒乓球拍的木製調色板來恢復全身肌肉的張力。這種捶打式療法的效果令人印象深刻，以致於這種技術被視為一種檯面下私傳的按摩技巧。在大城市裡，貴族們會帶著生病的、畸形的或年老的奴隸進行一系列治療，以暫時恢復他們的體力並增加他們的市場價值。這些地方名聲不佳，但女人們還是會暗自到那裡希望恢復青春或苗條身材。「屈服於他們的虛榮心，他們忍受了調色板的捶擊，這種捶擊必須以高速進行……。」註11

蓋倫*（西元130-200年）這位醫生被描述為「他是那個時代最有成就的人。在歐洲，他在醫學上的權威幾乎被認為是一千年以來至高無上的」，他深入致力於將按摩用於治療各種疾病。他警告不要使用突然的劇烈運動，並建議在抹油之前用手溫熱整個身體。與大多數的醫生一樣，蓋倫（Galen）會結合按摩與運動以維持患者健康。註12

*譯註：蓋倫（Galen）是古羅馬的醫學家及哲學家。他應該是古代史中最多作品的醫學研究者，他的見解和理論在歐洲起支配性的醫學理論，長達一千年之久。

按摩就如同羅馬人所熱衷的其他事物一樣，最終都會失控。哈德良（Hadrian）皇帝發現自己正在撒油，以防止士兵在公共浴室的光滑石柱上摩擦自己，人們會開始按摩狗和馬。「抓住牠的尾巴把牠舉起來，給牠伸展一下再讓牠走。放手時牠會甩晃身體，表明牠喜歡這種治療。」（阿里安，《論狩獵》Cynegeticus）。貴族家庭會在浴缸旁躺上幾個小時，被那些去勢過的、說不出話來的按摩奴隸按摩，這些奴隸在生活中唯一的功能就是按摩他們的主人。註13

希臘和羅馬人不是唯一致力於按摩的民族。當亞歷山大入侵印度時，他發現「國王在接見外賓時邊聽邊被按揉」。早於亞歷山大200年，「阿育吠陀」（Ayur-Veda，意指生活的藝術）建議人們「早起、沐浴、漱口、塗抹身體、摩擦和洗頭，然後鍛鍊身體。」註14

註11：同上之著作，第11頁。
註12：同上之著作，第142頁。
註13：同上之著作，第149頁。
註14：同上之著作，第171頁。

中國古代的按摩揭示了皮膚表面壓力會直接影響內臟器官的健康，針灸理論則發展了這種說法的具體細節。針灸師對這些論點的理解如此精通，他藉由將針刺入肉體約0.25公分，以矯正身體任何部位的功能。然而，針灸當然不是按摩。儘管在極少數情況下針灸可能會很痛苦，但這似乎是一種有效的療法。由於引起疼痛不是治療的目的之一，在此我不能像針對手術那樣譴責它。

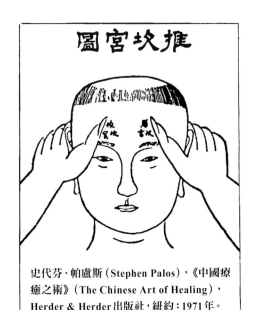

史代芬·帕盧斯（Stephen Palos），《中國療癒之術》（The Chinese Art of Healing），Herder & Herder 出版社，紐約：1971年。

*譯註：推坎宮，即按摩坎宮部位。坎宮位於自眉頭起沿眉毛向眉梢成一直線。用兩拇指自眉心向眉梢做分推，稱推坎宮。主要作用是通過對肢體或穴位和按摩，達到疏通經絡，活血化瘀的作用從而使腦萎縮的肢體功能和其他功能的障礙得以恢復。從中醫理論講能疏風解表、醒腦明目與止頭痛。

在中國，按摩和針灸同步被發揚光大。那些會基於針灸穴道的知識來進行按摩的按摩師也因此成為東方享譽盛名的治療權威。不幸的是過去幾個世紀掌控中國的西方人士對這些「民俗療法」總是不太重視。然而，每個城鎮和村莊都有自己的針灸師，因此難免各家功夫也會各有不同，百家爭鳴。共產黨政府正在進行一項研究，期望能系統化中國4000年歷史的民俗傳統療法。雖然這項艱鉅的任務在20年後才剛剛開始，但現在已經指日可待：中國人將為我們提供一些引人注目的新按摩法。

就像性一樣，按摩似乎會定期被重新發現。1593年，一位名叫阿爾皮努斯（Alpinus）的義大利植物學家帶回了一個消息：「在埃及，大家都會做完從頭到腳的按摩才會離開浴室。」這種享受在歐洲聞所未聞。在歐洲，醫生只會在您生病時對您身體的某個部位進行摩搓。一位出自好奇嘗試埃及這種習俗的貴族如此描述他的經歷：

「完美的按摩，讓人感覺完全重生，一種極度舒適的感覺瀰漫全身，胸部擴展，我們便能呼吸順暢；血液循環亦然，有一種如釋重負的感覺。我們體驗到一種前所未有的柔軟和輕盈，好像我們第一次真正地活著。有一種活躍的存在感，投射到身體的四肢，同時全身都沉浸在最愉悅的感覺中。頭腦意識到這些，享受這最令人滿意的感受；想像在它點綴的宇宙中游蕩。處處是微笑的畫面；處處是幸福的形象。如果生命只是一連串的想法，那麼記憶回溯生命的速度之快，思想在生命延伸的鏈條上奔跑的活力，都足以讓人相信，在這2個小時的美妙平靜中，早已經過了許多年了。」註15

蘇格蘭女王瑪麗一世在1566年染上了可怕的傷寒病（typhus）。在高燒期間，看起來似乎已經束手無策了，她的狀態彷彿已經即將駕崩。她盡可能冷靜地完成了一些簡單的臨終儀式，然後她的身體突然變得冰冷僵硬。侍從們絕望地俯察看那蒼白的身影，但他們找不到脈搏或呼吸。所有人對她已不抱一絲希望，除了她的醫生，一個名叫紐斯（News）的人，他繼續用力按摩她的身體上下。過了一會兒，她動了動，臉頰恢復了血色，她從床上坐了起來。從那時起，儘管愛丁堡已經報導了她的死訊，但她卻開始康復了。註16

註15：同上之著作，第243頁。
註16：同上之著作，第301頁。

在奧維德（Ovid）*的時代，當不孕的羅馬女性允許自己被皮鞭抽打**時，沒有人會認為她們是在接受按摩。但在1698年，當保利尼（Paullini）***為放蕩主義者****提供按摩治療時，結合了鞭打、毆打、拍打和常見搥打式按摩的加強版本，他因此受到了相當的矚目。然而，這一切其實並不足以為奇，因為這世上還是有一些以按摩之名，行折磨之實的「治療法」在荼毒著人們。那些自以為文明而不願大方地接受前者這種的鞭打按摩的人們，反而願意讓自己被後者那些殘虐成性的「治療師」搥打到半死不活。不論是哪一種，它們的目的如出一轍：一切都是為了您好。不過請放心，如果好心的紐斯博士用皮帶打了蘇格蘭女王瑪麗一世，那他不僅是瘋了，而且在5分鐘內瑪麗女王就會一命嗚呼。

*譯註：奧維德（Ovid）是奧古斯都時代的古羅馬詩人，一般認為奧維德、賀拉斯和維吉爾是古羅馬文學的三位經典詩人之一。羅馬帝國學者昆提利安認為他是最後一位一流的拉丁愛情詩人。奧維德有很高的聲望，但後來被奧古斯都流放到黑海附近的地區，一直到他去世為止。

**譯註：古羅馬時代，人們用一種叫「Februa」的鞭子抽打不孕的婦女，以求生子。

***譯註：克利斯蒂安·法蘭茨·保利尼（Christian Franz Paullini）是一位德國醫生和神學家。

****譯註：放蕩主義是指一類缺乏普遍道德原則、責任感或約束、脫離社會和宗教的正常觀念和道德束縛的人，這類人常常被受到歡迎或被排斥。放蕩主義有時被視為享樂主義的一種極端，其重視身體上、通過感官體驗上得到的快樂。在現代，這個詞也常用於那些在不通禮教，在道德方面上過度瀟灑的人身上。

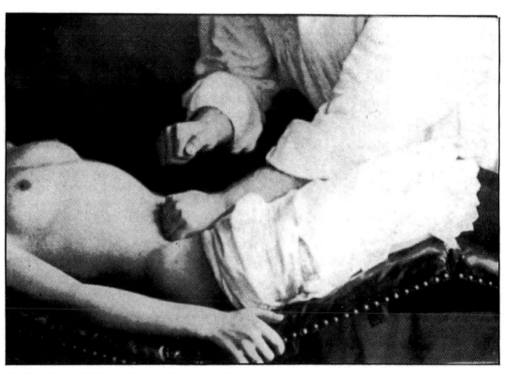

馬克斯·玻姆，《按摩·原理和技術》，W. B.桑德斯出版公司（W. D. Saunders Company），費城：1915年。

17世紀著名的醫生西德納姆（Sydenham）*喜歡研究是否有人知道按摩的力量，並能以某種方式獨佔這種知識，那就可以發大財。在各地的文化中不乏看見按摩被作為日常生活的一部分，即使是最古老的文化亦然。似乎沒有什麼比這更神秘了，每個人都可以做到。然而，按摩被用來實施歷史上最驚人的惡作劇之一。

*譯註：西德納姆（Thomas Sydenham），英國醫學家，公認的臨床醫學及流行學的奠基人。因重視臨床觀察而被譽為「英國的希波克拉底」。

18世紀的法國養著一群澈底頹廢的貴族階級。當法國人民挨餓時，這些貴族卻種了世界上最大的草坪。他們也涉足藝術、文學和神秘學，並且像各地的貴族一樣，渴望某種狂熱的認同感。就在革命永遠結束他們的無聊生活的幾年之前，他們發現了安東尼‧梅斯梅爾（Anthony Mesmer）。

梅斯梅爾的動物磁性說（Animal Magnetism）*課程似乎給了每個人他們想要的東西。如果您生病了，他會治好您；舉一個更常見的例子是，您若只是想去旅行，他會把您的頭摘下來。

*譯註：動物磁性，也稱為催眠作用，梅斯梅爾聲稱這是包括人類，動物和蔬菜在內的所有生物所具有的一種無形的自然力量。他聲稱，這種力量可能會產生物理效應，包括癒合。

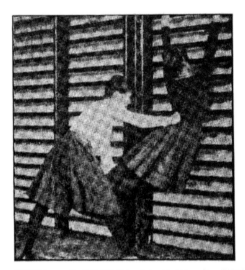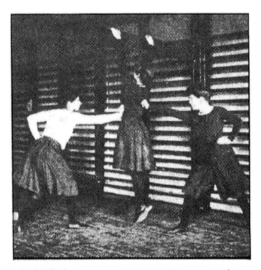

埃米爾‧A‧G‧克萊恩（Emil A. G. Kleen），《按摩與治療體操》（Massage and Medical Gymnastics），J. & A. 邱吉爾出版社（J. & A. Churchill），倫敦：1918 年

梅斯梅爾的房子在一種虛華浮飾的巴黎溫室貴族氛圍中，讓所有人都大吃一驚。巨大的、錯綜複雜的彩色玻璃窗將宗教味十足的昏暗燈光灑在偌大的房間，這些房間就像凡爾賽宮一樣，兩旁都是鏡子。古董花瓶立在他的壁爐架上，擺放著稀有且極其昂貴的熏香。風弦琴（Aeolian harp）從隱蔽的房間裡低語著誘人的旋律，而看不見人影的歌聲則吟唱著模糊不清的副歌。「那些盲目追崇時尚的偽哲學家說：『太美好了！』那些放蕩不羈的放蕩主義者則說：『太有趣了』，他們喝光了沉醉的酒杯，渴望看到大笑的可愛女人，希望他們能從眼前的景象中獲得一些新的情感。」註17

患者（或旅行者）圍坐在一個小浴缸，浴缸裡裝滿了具有磁性的水瓶、鐵屑和條紋狀的彩色染料。當每個人都看到裡面奇怪的東西後，浴缸就被蓋上了。蓋子上舖著許多患者通常會用來按壓身體「患病」部位的長鐵棒。每個人都坐成一圈，手牽著手，將彼此的身體緊靠在一起，這樣磁力效應就可以很容易地從一個人傳到另一個人身上。

助磁師們通常是年輕有力的英俊青年，此時他們便會走進房間，跪在女士們面前。治療會從緊緊擁抱膝蓋開始，擁抱之後，每位助手就會開始用指尖和雙手按摩或「磁化」女士們。起初，按摩主要會集中在身體的敏感部位，如頸部、脊椎和其他神經中樞。不過最終，助磁師的手會直接移到女士們的乳房上，他們會一邊撫摸著她們的乳房，一邊用強烈的目光盯著她們（以眼神去磁化）藉此給予療癒。

在進行的同時，一切幾乎是靜止不動的。奇怪的口琴琶音在房間裡飄蕩著，偶爾會有一個神秘的女人的聲音唱出一段不曾聽過的獨唱曲。助磁師繼續按摩，旁觀者屏住呼吸。「漸漸地，女士們的臉頰開始變得光亮，她們的想像力開始燃燒起來；他們一個接一個地抽搐著離開了。他們中的一些人抽噎著並扯著頭髮，另一些人笑得眼淚都流出來了，而另一些人則尖叫著、大喊著，直到他們完全失去知覺。」

註17：查爾斯・麥凱（Charles MacKay, Ll. D.），《異常流行幻象與群眾瘋狂》（Extraordinary Popular Delusions and the Madness of Crowds），法勒、施特勞斯和吉魯出版社（Farrar, Straus and Giroux），紐約：1932年，第324—325頁。

在這種紛亂的重大危機之際，梅斯梅爾出現了，他穿著一件繡有金花的淡紫色絲質長袍，揮舞著一根白色的魔杖。模糊細微的聲音逐漸響亮了起來，狂野的口琴音符的詭異聲音再次布滿了整個房間。他走路時顯得非常有自信，當他的助手們放開那些瘋狂的女人時，梅斯梅爾用他那雙令人敬畏的眼睛注視著她們。他慢慢地磁化（按摩）她們的眼睛周圍、頭部和背部，並用他的魔杖在她們的胸部和腹部沿著身體曲線勾勒著。這種撫觸甚至能讓最無感的女人都回過神來，她們立即面對著梅斯梅爾催眠般的凝視。在這裡，按摩帶來純粹可預測的生理效應再次被催眠的暗示所取代。女士們冷靜了下來，一些人發誓說，當梅斯梅爾大師觸摸他們時，感受到一股「寒冷或灼熱的蒸氣」流竄整個身體。

「這是不可能的！」杜波特男爵（M. Dupotet）*說，「設想梅斯梅爾的實驗在巴黎造成的轟動。在早期的天主教會，不曾有過如此嚴重的神學爭議。」仰慕者用一種面對上帝的崇敬態度來描述這種療法。其他人則聲稱梅斯梅爾是一個騙子、瘋子，並且「與魔鬼勾結」。整座城市都充斥著對這種形式的攻防手冊，而法國皇后瑪麗·安托瓦內特（Marie Antoinette）在法庭上則宣稱自己支持它。這樣的騷動持續了數年，直到一群頭腦冷靜的法國醫生終於揭露了梅斯梅爾的秘密並毀了他的名聲。這位大師則反過來抵制了法國，帶著34萬法郎離開了這個國家。[註18]

*譯註：杜波特男爵（M. Dupotet）是法國神秘主義者。他成為催眠術（動物磁性說）的著名實踐者。

人們一直希望能從自己的愚蠢中汲取教訓，但有越來越多單靠一些簡單的按摩技巧行醫的庸醫們卻對此不屑一顧。在梅斯梅爾去世100年後，偉大的美國醫師兼按摩師道格拉斯·格雷厄姆（Douglas Graham）警告：「實際上在美國的每一個城市，甚至在整個文明世界中，可能會發現一些人聲稱擁有治癒疾病的神秘力量，只要透過他們的雙手就能接骨或緩解疼痛。其中一些人更大膽地斷言，他們在這方面的學問，或者說是膚淺的學問是來自天堂的禮物，他們把這種未知的力量稱之為磁力，而另一些人則用一些以『某某療法』或『某某治療』的奇特名詞來稱呼它，而且往往令人驚訝的是他們從許多頂尖學歷的人那裡獲得了他們所謂天才的榮譽。」[註19]

註18：同上著作之出處。
註19：格雷厄姆（Graham），引用同上之著作，第21頁。

在19世紀初期，彼赫·亨利克·林（Peter Henrik Ling）*試圖將希臘、羅馬、埃及和中國的按摩技巧系統化。由此產生的圖表迷宮、奇異的方程式、奇怪的咒語和超自然的推測是如此復雜，而林博士的一名學生評論道：「林博士必定是一個真正了不起的人，他所說的一切幾乎都超出了人們的理解範圍。」儘管如此，基本的按摩本身還是不錯的，而且林博士的方法（如果不提他的理論的話）被他的學生從他的祖國瑞典推廣開來，並在整個歐洲變得非常盛行。全世界的醫生都在引頸盼望著瑞典的醫學院可以提供有關按摩的全面資訊。「瑞典式按摩」一詞並非指的是某種特定的方法；它只是認知到瑞典醫學院作為治療性按摩技術中心持續運作的事實。在這些學校接受培訓的按摩師並不只學習單一的技巧。[20]

*譯註：彼赫·亨利克·林（Peter Henrik Ling），生於瑞典，體育教育家，瑞典式體操（Swedish-gymnastics）與瑞典式按摩（Swedish-massage）之父。瑞典式體操又稱為林氏體操，與德國楊氏體操、英國戶外運動並稱為現代體育的三大基石。

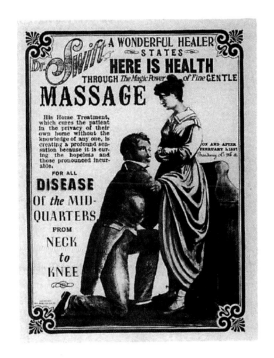

註20：哈爾維·尼森（Hartvig Nissen），《實用按摩和矯正訓練》（Practical Massage and Corrective Exercises），F. A. 大衛出版社（F. A. Davis Company），倫敦：1916年，第5頁。

到 19 世紀中葉，在工業時代開始的前幾年，人們對機器的崇拜成為一種現代人的痴迷。任何形式的體力勞動都會被看不起，醫生則開始對按摩失去興趣。人們發現機器可以做到所有的事情——為什麼不讓按摩機來處理呢？人們嘗試製造了幾種不同的按摩機——但幸運的是，它們最終都沒有存活下來。

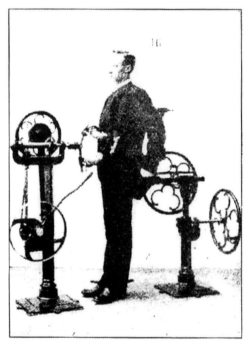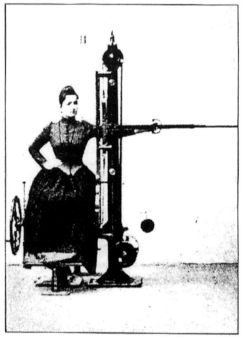

埃米爾·A·G·克萊恩（Emil A. G. Kleen），《按摩與治療體操》（Massage and Medical Gymnastics），引用同上之著作。

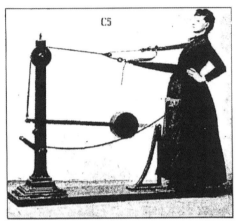

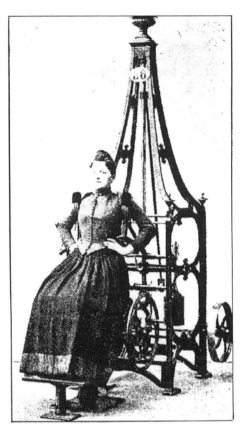

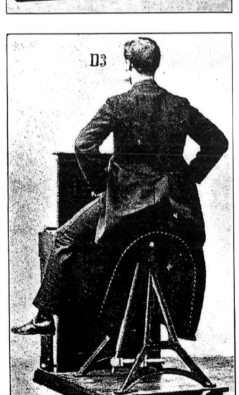

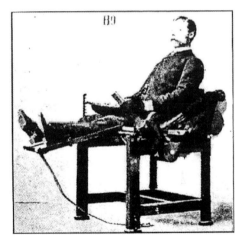

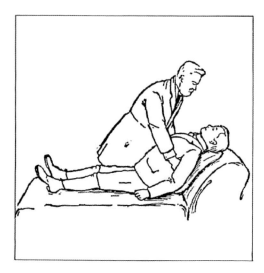

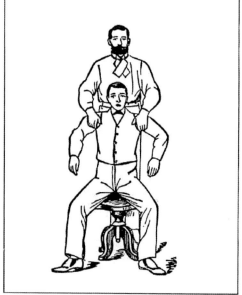

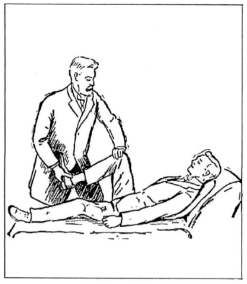

尼森，引用同上之著作。

性壓抑的維多利亞時期（加上美國普遍存在的清教徒影響）使得人們不論理由有多充分都很難觸摸彼此。在邁向下一個世紀之際許多精美的按摩書籍出版問世，但作家們發現自己處於異常困難的狀態。他們要面對過去幾個世紀以來積累的按摩知識。綜觀歷史，同樣的議題總是不斷重複出現：按摩是一種感官藝術。它的療癒來自於其所帶來的舒服感。然而，維多利亞時代的醫生可不會將舒服愉悅視為一種治療原則。按摩師和外科醫生一樣，人們希望他們展現冷靜和沒人情味的形象。為了符合當時的形象，作家們小心翼翼地忽略了按摩的感官享受。這些書小心翼翼地強調了一個不容被否認的事實：沒有人會樂在其中地享受。

　　嚴格的審查規章也補上了同樣的壓力，迫使攝影師將按摩呈現為一種可笑的磨難。一本法語按摩書收錄了一頁又一頁的腹部按摩技巧。被按摩的男人都穿著褲子，害羞地拉開彼此的距離，以免有所冒犯。手的位置雖然是正確的，但西裝和領帶在按摩床上的意義就如同在浴缸中放一塊滑雪板一樣奇怪。

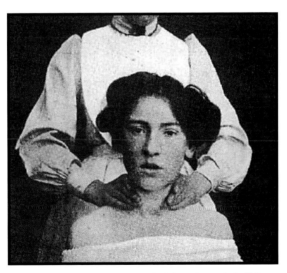

馬克斯·玻姆，《按摩：原理和技術》，引用同上之著作。

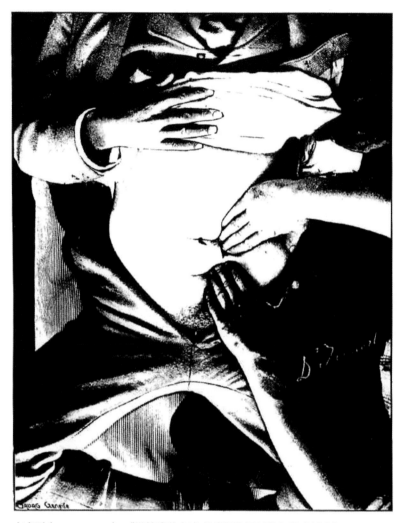

布卡爾（M. Bourcart），《從按摩的角度來看腹腔解剖學和臨床研究》，
巴黎：1904 年。

人們所知的常識和 4000 年以來的醫療記錄皆表明，按摩可以帶來最好的感官體驗效果。然而，維多利亞時代的人們卻忽視了這些事實，為了能夠說服當時的人們，少數仍致力於按摩實踐的人努力將其科學化。按摩專家花了幾年時間在布滿灰塵的圖書館裡翻閱了大量關於解剖學和生理學的論文，藉以學習觸摸他人的「正確」方式。按摩跟心理學一樣是從一種普通的民俗療法轉變為一門科學，其中的秘密據說只有發起者才會知道。他們深入研究的工作成果確實為我們提供了大量有關按摩對各種疾病的具體效果。但他們對於按摩技巧的結論通常只不過是將古老的按摩方法翻譯成現代用語，即科學語言。

這些專家中的其中一位經常與世界上某個與世隔絕的部落接觸，極為不可思議的是，當地幾乎每個人都很熟練按摩。維多利亞時代的人們將按摩置入與疾病和痛苦息息相關的醫療診所裡。在他們身處的不幸世界之外，按摩卻一直都被視為一種感官藝術和一種令人愉悅的享樂。接著感官按摩又再次被歐洲人「發現」，這次是在三明治群島（Sandwich Islands）*：

*譯註：在 1778 至 1898 年間，夏威夷也被稱為「三明治群島」。

「不論您在哪裡停下來享用午餐或過夜，要是有當地的居民，您便能享受Lomi Lomi按摩*所帶來的容光煥發……要接受這種按摩，您需要整夜躺在墊子上並脫掉衣服。您身上的衣服越少，整個按摩過程就能進行得更周全。隨之而來的是一個粗壯的本地人，他的手柔軟、厚實，但抓力很強，他從您的頭部開始，慢慢地向下按遍全身，用一種非常奇特的技巧抓住和擠壓每一塊疲倦的肌肉，非常有耐心地處理和揉捏著。直到半小時後，儘管您有多麼疲憊不堪，仍會發現自己彷彿整個煥然一新，所有的疲痛和疲倦都完全消失，身心也被舒緩，進入健康清爽的睡眠。Lomi Lomi按摩不僅當地人會使用，在當地居住的外籍人士幾乎亦然，這種按摩可用於緩解過度勞累引起的疲倦，亦可治療頭痛、緩解神經痛和風濕痛，以及奢華地成為生活的樂趣之一。」註21

*譯註：Lomi Lomi按摩是一種波利尼西亞揉捏按摩方法，但帶有土著宗教信仰的色彩。Lomi的意思是「揉捏，揉搓或舒緩，就像一隻心滿意足的貓爪一樣。」按摩者會使用手掌、前臂、手指、指關節、肘部、膝蓋、腳、甚至棍棒和石頭來進行按摩。

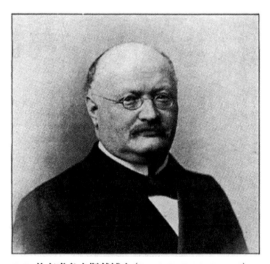

J. B.扎布盧多夫斯基博士（Dr. J. B. Zabludowski），按摩學教授。

註21：格雷厄姆（Graham），引用同上之著作，第33頁。

儘管有像這樣的「發現」，但對按摩作為一種粗暴的身體行為而反感的狀況卻一直延續到現在。當代醫生想要竭盡所能地避免把手放在病人身上，因此發明了使整個神經系統遲鈍的止痛藥，認為這比按摩頭部和頸部來治療頭痛更容易也更快。現代的醫生經常避免按摩，只是因為他們沒有時間或不願意對其他人那麼好。當他們真的卯起來使用按摩來治療時，「患者」會在如地牢一般的房間裡接受治療，在那裡他會機械式地被操縱著，沒有一絲同情心。看到這般景象便可想而知那種按摩究竟能給您什麼樣的感覺了。

大多數的現代醫院看起來都是如此不堪入目且沒有人情味，以致於病人似乎因為生病而被處刑。也許有一天，每家醫院都會有一間裝飾美麗的房間。在一個小時左右的時間裡，男人和女人可以忘記那些醫療儀器、白牆、藥物和孳生痛苦的地方。一個充滿木頭、香氛、鮮花和音樂的房間——一個屬於接受按摩和獲得愉悅的地方。

現在，您已經萬事俱備了。您可以成為一位療癒者、一位交際花、一位魔法師，或是一位情人。

您足以為人帶來溫暖。🌿

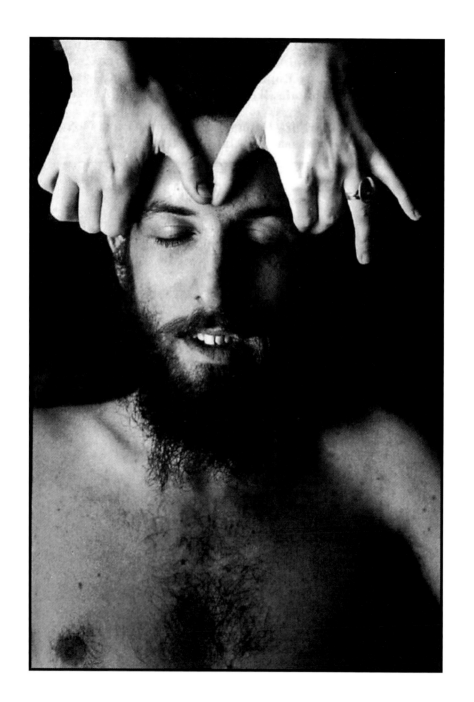

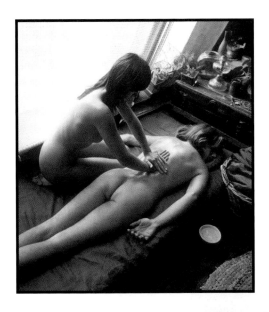

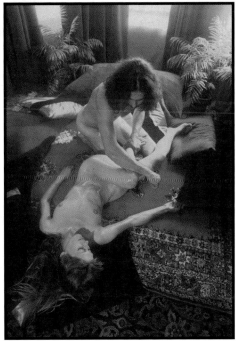

按摩同好者：

格雷岑·席爾德斯（Gretchen Schields）佈景設計、插圖和代罪羔羊；李·偉克菲爾德（Lee Wakefield），視覺、乾淨的床單、晚餐；羅伯特（Robert）和芭芭拉·弗里曼（Barbara Freeman），真實呈現；照片中的人是真人，而不是專業模特兒——您可以看到他們彼此相處得很愉快：包柏·追治（Bob Dragge）、史提夫·易戈（Steve Eagle）、克里斯汀·費林（Kristine Feline）、洛里·吉爾克森（Lory Gilkerson）、伊利亞·哈德斯佩思（Elijah Hudspeth）、高登·殷克勒斯（Gordon Inkeles）、利托（Little）、巴克（Buck）、米舒吉納（Mishugina）、凱特·梅考克斯（Kate Maycox）和小熊維尼、蒂莫西·莫茨科（Timothy Motzko）、蘇珊

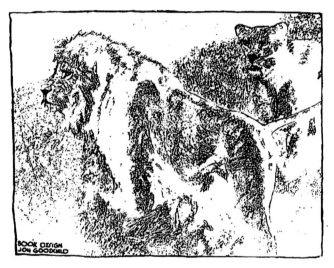

納·佩斯利（Suzanne Paisley）、巴德·普拉格森（Bud Pragerson）、克里斯蒂娜·桑切斯（Christina Sanchez）、羅伯特·舒（Robert Scheu）、安妮斯·基里恩（Anne Skillion）、維吉妮雅（Virginia）、洛瑞·托皮（Lori Toppi）和喬安娜·茨威格（Joanna Zweig）。謝謝美樂蒂·羅傑斯（Melody Rogers）、珊卓·史考特（Sandra Scott）、約翰·格里西姆（John Grissim）、史蒂夫·利普尼（Stevie Lipney）、傑米·布朗洛（Jaimie Brownlow）和曼努埃爾·阿澤維多（Manuel Azevedo）。

製作人：芭芭拉·凱爾曼（Barbara Kelman）和黛安—阿齊扎大岡（Diane-Azziza Ooka）。按摩師：艾倫·林茲勒（Alan Rinzler）。

國家圖書館出版品預行編目（CIP）資料

感官按摩的藝術（四十週年紀念版）／高登・殷克
勒斯（Gordon Inkeles）著；劉又菘譯. -- 初版.
-- 臺中市：晨星出版有限公司，2023.04
面；　公分 . --（健康sex系列；12）

譯自：The art of sensual massage

ISBN 978-626-320-407-2（平裝）

1.CST: 按摩

418.9312　　　　　　　　　　　112002494

健康sex系列 12

感官按摩的藝術（四十週年紀念版）
The art of sensual massage

填回函，送 Ecoupon

作者	高登・殷克勒斯（Gordon Inkeles）
攝影	羅伯・福索拉普（Robert Foothorap）
譯者	劉又菘
主編	莊雅琦
編輯	張雅棋
美術排版	黃偵瑜
封面設計	張雅棋
網路編輯	黃嘉儀
創辦人	陳銘民
發行所	晨星出版有限公司 407台中市西屯區工業30路1號1樓 TEL:（04）23595820　FAX:（04）23550581 E-mail:service@morningstar.com.tw https://www.morningstar.com.tw 行政院新聞局局版台業字第2500號
法律顧問	陳思成律師
初版	西元2023年04月15日　初版1刷
讀者服務專線	TEL:（02）23672044 /（04）23595819#212
讀者傳真專線	FAX:（02）23635741 /（04）23595493
讀者專用信箱	service@morningstar.com.tw
網路書店	https://www.morningstar.com.tw
郵政劃撥	15060393（知己圖書股份有限公司）
印刷	上好印刷股份有限公司

定價450元

ISBN 978-626-320-407-2
Published by agreement with Gordon Inkeles through the Chinese
Connection Agency,
a division of Beijing XinGuangCanLan ShuKan Distribution
Company Ltd.,
a.k.a Sino-Star.